過敏權威台大江伯倫醫師

兒童過敏
輕鬆聊

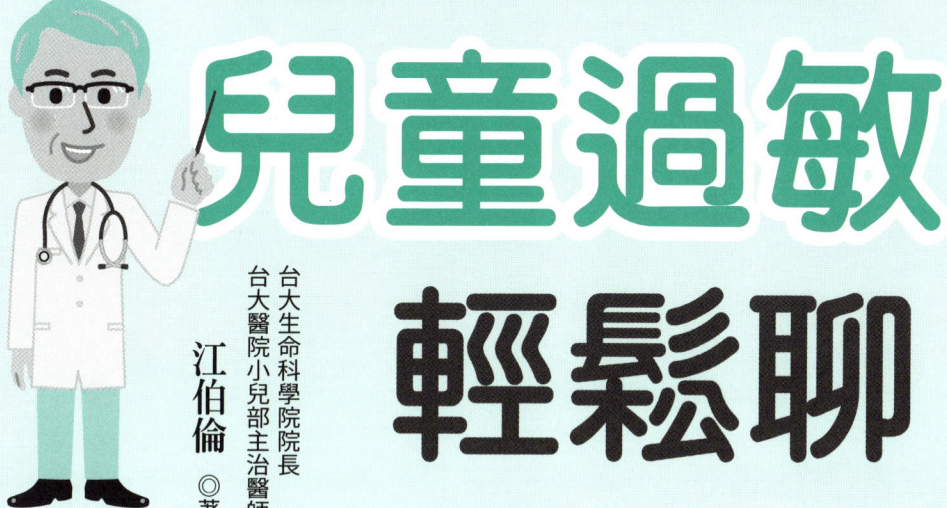

台大生命科學院院長
台大醫院小兒部主治醫師
江伯倫 ◎著

終結 異位性皮膚炎 過敏性鼻炎 氣喘 過敏性結膜炎 100問

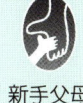
新手父母

推薦序1｜可靠、經得起實證考驗的過敏預防、治療知識與方法 / 林志洋 ———— 8
推薦序2｜提供正確且即時的過敏疾病知識與訊息 / 楊曜旭 ———— 11
自　　序｜了解過敏機轉與居家照護，給孩子真正的健康 ———— 14

PART 1 認識過敏：孩子為什麼會過敏？

過敏機轉

Q：孩子是否有過敏疾病？ ———— 18
Q：引起過敏疾病的致病機轉是什麼？ ———— 20
Q：為什麼過敏疾病逐年增加？ ———— 22
Q：為什麼有人會得到過敏疾病，而有些人不會？ ———— 24

異位性皮膚炎

Q：哪一種過敏疾病會最早出現？主要的表現為何？ ———— 28
Q：異位性皮膚炎會出現哪些症狀？ ———— 30

過敏性鼻炎

Q：過敏性鼻炎會出現哪些症狀？ ———— 33
Q：為什麼過敏性鼻炎患者一遇到冷空氣，就容易打噴嚏及流鼻水？ ———— 34
Q：為什麼患有過敏性鼻炎的小朋友會常常流鼻血，有沒有關係？ ———— 35
Q：什麼是慢性鼻竇炎，應該如何診斷？ ———— 36
Q：慢性鼻竇炎需不需要開刀？ ———— 38

氣喘

Q：2歲以下的小朋友常出現喘鳴聲，是不是氣喘？ ———— 39
Q：氣喘的咳嗽與一般感冒的咳嗽如何區分？ ———— 40

CONTENTS 目錄

Q：為什麼感冒時氣喘特別容易發作？　41
Q：患過敏疾病的小朋友為什麼特別容易感冒？　42
Q：過敏引起的氣喘疾病會不會好？　43
Q：孩童氣喘和成人型氣喘有何不同？　44
Q：醫師常說過敏疾病在青春期時會好起來，到底是不是真的？　45
Q：性別及體重跟過敏性氣喘之間有何關係？　46
Q：什麼是花粉熱？在台灣地區常不常見？　47

過敏性結膜炎

Q：孩子的眼睛為什麼會過敏呢？　49
Q：眼睛過敏是什麼原因引起？　50
Q：孩子有時會突然眼睛畏光，開始眼睛紅，一直打噴嚏，就是過敏嗎？　50

PART 2 過敏因素：哪些因素會引發孩子過敏？

生活環境

Q：環境中有哪些常見的過敏原？　52
Q：過敏疾病逐年增加，是否跟環境內過於乾淨有關係？　54
Q：台灣氣候潮濕，是否容易導致過敏發作？　56
Q：PM 2.5 微粒子對過敏疾病的影響為何？　57
Q：什麼是花粉熱？哪些人容易得到？　58
Q：塵蟎究竟是什麼樣的生物？　59
Q：為什麼台灣蟑螂過敏的比例逐漸增加？　60
Q：寄生蟲感染與過敏疾病之間有什麼樣的關係？　62
Q：緊張是否也會導致過敏症狀發作？　63

遺傳・體質

Q：為什麼以前罹患過敏疾病的人比較少？ ……… 64
Q：過敏疾病會不會遺傳？是否會隔代遺傳？ ……… 66
Q：哪些基因可能跟過敏疾病的發展有關？ ……… 67
Q：哪些人算異位性體質的高危險群？ ……… 69
Q：如果過敏體質會遺傳，則母親的影響較大，還是父親？ ……… 71
Q：懷孕時應該注意哪些事，才能降低寶寶未來發展出過敏疾病的可能？ ……… 72
Q：患有過敏疾病的媽媽在懷孕及哺乳期間，該如何注意飲食？ ……… 72

PART 3 過敏飲食：怎麼吃，對改善過敏才有幫助？

乳製品

Q：什麼是所謂的「口服耐受性」？ ……… 76
Q：哺餵母乳是否對有過敏體質的小寶寶有幫助？ ……… 76
Q：過敏兒的飲食該怎麼注意，從嬰兒期就注意飲食是否可改善？ ……… 79
Q：有家族史的高危險群寶寶，嬰兒期應該怎麼做，才能降低過敏？ ……… 81
Q：全水解奶粉和半水解奶粉在使用上有何不同？ ……… 82
Q：如果寶寶食用半水解的低過敏奶粉，會不會影響到其身高和成長？ ……… 84
Q：如果寶寶喝牛奶導致異位性皮膚炎，改喝羊奶或是豆奶是否更佳？ ……… 84
Q：喝羊奶是否能夠治療或預防過敏疾病？ ……… 85
Q：寶寶若喝含有乳糖的奶粉會出現腹瀉等症狀，是不是過敏？ ……… 86

日常飲食

Q：已出現過敏症狀的小朋友，在飲食上應該如何注意？ ……… 87
Q：哪些食物可能對改善過敏疾病有幫助？ ……… 89
Q：添加維生素 D 對改善免疫疾病有幫助，是否有臨床證據支持？ ……… 92
Q：食物中的海鮮過敏原包括哪些，是不是所有的海鮮都會引起過敏？ ……… 93

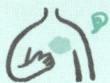

CONTENTS 目錄

Q：為什麼食物過敏的症狀與腸道和皮膚較有關？ — **94**
Q：食物過敏要如何確定診斷？ — **96**
Q：平常吃蝦和螃蟹都沒有出現過敏，為何某次吃了蝦就出現症狀？ — **96**
Q：藥物過敏要如何檢查，出現藥物過敏時怎麼辦？ — **97**
Q：國外常出現吃花生導致死亡的案例，究竟是發生什麼事？ — **99**

PART 4 過敏治療：過敏需要吃藥嗎？該怎麼控制呢？

生活控制
Q：過敏疾病在生活中應該如何控制？ — **102**

過敏藥物
Q：過敏該如何透過藥物及免疫治療改善？ — **107**
Q：治療過敏的藥物有哪些？ — **111**
Q：如果同時吃中藥，跟西藥應如何配合？ — **114**
Q：感冒吃感冒藥時，平常保養的藥應該繼續吃嗎？ — **115**
Q：未來是否有較新的方法或藥物，能夠有效地治療過敏？ — **116**
Q：一直聽說有新的生物製劑應用在過敏的治療，究竟有哪些？ — **117**

減敏療法
Q：什麼是減敏療法？ — **120**
Q：哪些小朋友應該接受減敏療法？ — **121**
Q：減敏治療為什麼會有效？ — **122**
Q：減敏療法會產生哪些副作用？ — **123**
Q：是否有所謂的口服性減敏治療？ — **124**
Q：過敏疾病到底會不會好？ — **125**

氣喘

Q：所謂的保養藥物是否應該長期使用？是否有副作用？ —— 127
Q：白三烯素拮抗劑（欣流）有沒有什麼副作用？ —— 128
Q：抗 IgE 抗體的生物製劑作用機轉為何？有沒有副作用？ —— 128
Q：吸入性的藥物有哪些？ —— 129
Q：噴霧及粉末吸入性藥物有何不同？ —— 130
Q：吸入性氣管擴張劑應該如何使用，才不會導致副作用？ —— 131
Q：類固醇有什麼副作用？如何使用才能夠避免？ —— 132
Q：吸入性類固醇會不會造成小朋友生長的障礙？ —— 134
Q：運動誘發的氣喘發作應該如何治療？ —— 135
Q：游泳為什麼對過敏疾病的改善會有效果？ —— 136
Q：氣喘急性發作時該如何處理？需就醫嗎？ —— 138
Q：是不是所有的氣喘患者都適合接受減敏治療？ —— 139
Q：為何要進行氣喘日記？在日記中醫師能得到何種訊息？ —— 141

過敏性鼻炎

Q：治療過敏性鼻炎的藥物有哪些？ —— 142
Q：治療過敏性鼻炎的噴劑會不會造成副作用？該如何處理？ —— 144

異位性皮膚炎

Q：異位性皮膚炎應該如何治療及保養？ —— 146
Q：治療異位性皮膚炎的非類固醇外用藥物，其效果和機轉如何？ —— 147
Q：食物過敏引起的蕁麻疹或是血管性水腫，應該如何治療？ —— 148

過敏性結膜炎

Q：眼睛過敏該如何治療？發作時需要點眼藥或是或是服藥嗎？ —— 150
Q：眼睛過敏如何預防與保養，生活、飲食上是否有注意事項？ —— 151

CONTENTS 目錄

PART 5 過敏生活：預防過敏從生活中做起

生活環境

Q：如何才能減少家中塵蟎的量？哪些地方最容易出現？ **154**
Q：使用防蟎被套或是枕頭套，對改善過敏有沒有幫助？ **156**
Q：患有過敏的小朋友，是否嚴禁在家中養狗或貓等寵物？ **158**
Q：聞到菸味、香味和臭味等刺激性的味道時，症狀會變嚴重？ **159**
Q：冷氣、電扇、空氣清新機等溫度調節器，對呼吸道過敏是否有幫助？ **160**
Q：黴菌在哪些地方容易出現？如何才能減少家中黴菌的量？ **161**
Q：有時衣服會有曬不乾、產生臭味的問題，是否會影響過敏的孩子？ **163**
Q：如果搬家或是移民，對小朋友的過敏疾病會不會有幫助？ **164**

生活保養

Q：異位性皮膚炎平時該怎麼保養呢？ **166**
Q：天氣較乾燥時，該如何注意寶寶皮膚的保養，才不會造成不適？ **167**
Q：泳池中消毒使用的氯氣，對小朋友是否會有影響？ **167**
Q：益生菌或深海魚油對降過敏的發炎有幫助？應該如何補充較好？ **168**
Q：在季節轉換時，早上起床時容易打噴嚏及流鼻水，應該怎麼辦？ **169**
Q：季節變換時，環境應該如何注意，以減少過敏疾病的發作？ **170**
Q：過敏性鼻炎平時該怎麼保養呢？ **171**
Q：過敏患童是否感冒即需就醫吃藥，才不會惡化？ **172**
Q：小朋友被蚊蟲叮咬後容易紅腫，且會持續一段時間，要如何處理？ **173**
Q：急性蕁麻疹和慢性蕁麻疹有何不同？ **174**
Q：坊間的「慢性過敏原測試」，對過敏疾病的診斷和治療是否有幫助？ **175**
Q：中藥對過敏疾病治療的效果究竟如何？ **176**

可靠、經得起實證考驗的過敏預防、治療知識與方法

林志洋

知識與經驗的智慧結晶，送給每一位過敏病人的希望之書。

收到老師新書的初稿，是在一個平凡的早晨，打開檔案的那一刻，我心中湧現的，不只是敬佩，更是一種深深的感動。這不僅僅是一本醫學書籍，更是一位我最敬重的智者，在繁重的教學、研究與醫療工作中，仍願意投注心力、將自己四十年來的臨床智慧與實證經驗，轉化為每一位病人、家屬與第一線醫師都能理解的文字寶典。

我們聯合診所現有十位老師的子弟，在基層已服務超過二十年、每月服務上萬人次的病人。從臨床經驗來看，過敏幾乎已成為現代人的文明病，我們一半以上的病人都與此困擾相關，尤其在孩子的世代更加明顯。不少家長在孩子們反覆發作四處求醫的過程中吸收了錯誤的訊息，認為「過敏反正不會好」而忽視了預防與保養的重要，只在嚴重發作的時候尋求治療，卻在反覆發作的循環中陷入自暴自棄的困境。

推薦序 1

　　讓我驚訝的是，老師在書中清晰地寫出了我們過敏專科醫師腦中的「核心原始碼」——那些診斷、預防，保養與治療的基本原理，正是我們一路以來所依循的路。

　　本書帶領讀者在這樣的過程中重新認識什麼是真正可靠、經得起數十年實證考驗的知識與方法。我們的確發現，只要用書中所述的這些正確原則做預防保養與治療，有超過三分之二的孩子到了成年後過敏問題就能明顯改善，甚至痊癒。老師的經驗值中控制良好的人更有百分之八十以上會好。

　　特別的是，這本書不只有「治療」的知識，更把焦點拉回最根本的「預防」。從孕期開始，父母就可以透過環境、飲食、生活習慣的調整來大幅降低孩子過敏的發生率；而孩子出生後，也有一整套實證支持的生活指引來避免誘發與惡化。這些方法清楚、實用，且能真正落實。老師深入淺出的闡述這個核心理念：過敏可以預防，也可以改善，關鍵是正確的知識與持續的行動。

　　這樣的內容，不只是知識的整理，更是老師「視病猶親」信念的延伸。他從不將理想掛在口頭，而是始終如一的實踐這份信念。當一位真正視病猶親的醫者行醫時，最深的挑戰往往在於：

病人與家屬未必具備相同的醫學背景，難以從根本理解病因與處置原理。若能有時間與病人好好聊一聊，讓他們從頭理解來龍去脈，許多治療就能事半功倍。但現實中，診間時間總是有限，老師選擇撰寫這本書，來補上那段「無法說完的話」，希望透過文字，把那份原本該在診間對話中傳遞的理解與陪伴，帶給每一位正在努力改善健康的讀者。這正是我們基層醫師最需要的工具，也是病人最需要的希望。

誠摯地推薦這本書給每一位病人、家長、第一線的醫師與醫學生。它不只是一本書，它也是一個清晰的指南，一條可行的道路，更是一份來自一位真正懂得醫學與人心的大師，願意與我們分享的智慧禮物。

簡歷

〔現職〕
城林小兒科負責人
羅林、城林、沐林小兒科聯合診所主治醫師
兒童過敏氣喘文教基金會董事

〔學經歷〕
台大醫學系醫學士
台大醫院小兒及急診次專科醫師

推薦序 2

提供正確且即時的過敏疾病知識訊息

楊曜旭

台灣兒童過敏性疾病（如氣喘、過敏性鼻炎與異位性皮膚炎）盛行率持續偏高，不僅嚴重影響兒童的健康與生活品質，也加重照顧者的心理壓力，並造成家庭與社會醫療資源的沉重負擔。

此類過敏疾病多為慢性且易反覆發作，需仰賴長期且穩定的治療與控制。故提升病童及其照顧者對疾病的正確認識，有助於加強與醫療團隊的合作，並落實日常居家的照護管理，實為當前不可忽視的重要課題。

江伯倫院長，我的老師，是台灣兒童過敏免疫領域的領航者，多年來，培育無數人才，經他指導的學生遍布全台各醫療機構，齊為兒童健康把關。江院長學術成就斐然，令人欽佩，但更讓我感佩的是，無論研究及行政工作如何繁重，江院長對病童的照顧與關心從不打折，他的門診總是門庭若市，總在病房中看到他帶領醫學生及住院醫師親切的查訪病童，耐心的與家屬溝通說明。

江院長深知醫療知識普及、疾病認知及衛教的重要性，在工作繁忙之際，結合豐厚的學養與幾十年臨床經驗，深入淺出，以清晰、活潑、易懂的筆觸，搭配可愛的插圖，完成輕鬆聊過敏疾病一書。

　　本書共分為五個部分包括「認識過敏」、「過敏因素」、「過敏飲食」、「過敏治療」及「過敏生活」。江院長分別就台灣兒童過敏疾病現況與臨床表現，過敏疾病的誘發因素與致病機轉，過敏兒童的飲食建議，兒童過敏疾病的治療與控制，以及日常生活中的過敏預防保健措施，進行完整的介紹與論述，同時也對坊間及網路上一些不正確的資訊加以釐清。

　　身為江院長的學生，替老師的大作寫推薦序，實在是戰戰兢兢、誠惶誠恐。但當我拿到書打開第一頁後就停不下來，一口氣將一本一百多頁的書詳細讀完。看書過程就像這本書的書名，感覺如同大夥兒圍著江院長坐著，泡一壺茶，提出各式各樣的問題，江院長看似聊天，卻極富條理邏輯的回覆，一一解決大家的疑惑。沒有壓力，輕鬆聊完天後，收穫滿滿。

推薦序 2

我是兒童過敏免疫科醫師，深知過敏疾病的複雜性以及其對兒童健康與家庭生活所造成的深遠影響。集江院長專業知識與豐富臨床經驗撰寫而成的「輕鬆聊過敏疾病」一書提供了正確且即時的過敏疾病知識訊息，不僅適合一般大眾閱讀，更值得醫療從業人員參考。在此，鄭重且誠摯的推薦給您！

簡歷

〔現職〕
台大兒童醫院兒童過敏免疫風濕科主任
台大醫學院醫學系小兒科教授

〔學經歷〕
中國醫藥學院 醫學士
台灣大學醫學院臨床醫學研究所 博士
台大小兒部住院醫師、總醫師
台大小兒過敏免疫科主任
台大小兒部副主任
台大新竹分院副院長
台灣兒童過敏氣喘免疫及風濕病醫學會理事長

了解過敏機機轉與居家照護，
給孩子真正的健康

江伯倫

從事臨床工作已經將近四十年了，在這段期間看診的經驗，深深覺得要讓那些患病的小朋友或是患者能夠真正完全痊癒，最好的方式還是不要一直依賴藥物。

因此，每次門診遇到初診的患者時都需要花上比較長的時間進行相關衛教的事宜；此外，也經常接受邀請從事一些民眾衛教的演講，到處去宣導衛教的相關資訊。所以，一直以來便想要將這些知識，尤其需要特別注意的保養和預防事項寫成書，讓大家能夠更方便地了解這些過敏疾病照護上需要注意的事宜。最重要的是，經由這些建議讓小朋友和患者都可以逐步脫離對藥物的依賴，恢復真正的健康！

這本書中主要是跟大家介紹過敏疾病發生的簡單機轉，這些年過敏疾病為何會逐年增加，主要是因為環境污染、飲食習慣和內容改變、運動時間不足等原因，所以還是要提醒大家重新來認識這些造成過敏疾病增加的重要因素。

自序

　　此外，也分別針對支氣管性氣喘、過敏性鼻炎、過敏性結膜炎、異位性皮膚炎和蕁麻疹的發生原因、控制和治療加以介紹，讓大家得以對這些過敏疾病的預防和治療有一個更清楚的概念。尤其是在治療藥物方面，這幾年包括單株抗體和小分子藥物的發展和上市，對那些原本較嚴重和不易控制的患者也有相當大的幫助，所以也為大家稍加介紹。未來還是希望透過大家的建議，可以再逐漸調整和增加書的內容。

　　這次書中的繪圖還是由清雅來幫忙完成，清雅一直對畫圖有著非常高的興趣，目前也是從事於繪圖和翻譯的相關工作，所以之前有關異位性皮膚炎的書籍《戒吃、戒抓、遠離異位性皮膚炎》的插圖便是由她所畫。這本書也是在交出初稿後由編輯和清雅討論後配合書中內容所畫的插圖，希望有助於大家的閱讀。以現代人閱讀的習慣，相信未來給一般大眾的書籍一定是會有更多的插圖，以後也需要持續努力增加圖解的部分。

　　也要謝謝兩位專家願意幫我寫這本書的推薦序，包括台大醫院兒童過敏免疫風濕科楊曜旭主任和羅林小兒科診所的林志洋院長，他們兩位都曾待過台大的過敏免疫研究室，但現在都已經在個別領域發光發熱，各有所長。

最後還是要感謝城邦文化的新手父母出版社有勇氣來出版個人的第二本書，因為紙本的書籍在網路無所不在的世代真的不容易行銷，希望他們不會賠得太多。能夠有機會再出有關其他兒科疾病的**醫學書籍**。真的謝謝大家，少了任何一位這本書都無法完成。

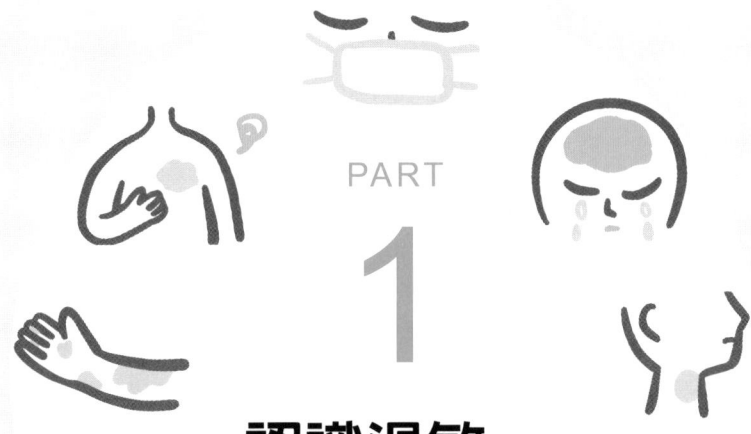

PART 1

認識過敏：
孩子為什麼會過敏？

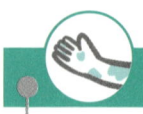

過敏機轉

 Q 孩子是否有過敏疾病？

我想有許多小朋友或是家長都有過這樣的經驗，天氣稍有變化，小朋友晚上睡覺時便容易咳個不停，甚至呼吸時出現「咻——咻——」的聲音；或是稍微運動一下就出現呼吸困難，上氣不接下氣、咳嗽或者也出現「咻——咻——」的聲音。還有，早晚一接觸到冷空氣便不停地打噴嚏、流鼻水和鼻塞，甚至連眼睛也癢得受不了，像個標準的「氣象台」。有些小朋友甚至一到冬天身體就變得很乾燥，癢得抓個不停。

如果小朋友有上述的症狀出現，就表示可能有過敏疾病，而上述情形就分別是：氣喘、過敏性鼻炎和異位性皮膚炎的主要症狀。一旦有這樣的症狀發生，便應該到醫院接受進一步的檢查。過敏專科醫師們首先會先仔細檢查小朋友們是否真的有過敏疾病的症狀，再決定是否要進一步檢查過敏性抗體及過敏原的濃度及種類。

過敏疾病發生的主要原因是：由於體內產生的過敏性抗體，

與外來的過敏原接觸後刺激體內一些細胞分泌出發炎物質,而引起支氣管收縮,血管擴張及黏膜分泌物增加等現象而引起症狀。目前較為大家所熟悉的一些過敏原包括:塵蟎、黴菌孢子、蟑螂、貓及狗等寵物的毛及花粉等。

在台灣由於氣溫及濕度的關係,又以家塵蟎、蟑螂及黴菌孢子最為重要。在大多數的家庭中,可以輕易地在床墊、沙發、地毯及窗簾等處找到這些過敏原的蹤跡。台灣地區引起過敏疾病的過敏原跟歐美國家有些不同,在歐美國家最常見的花粉過敏原,因為台灣的氣候較為潮濕所以較為少見。

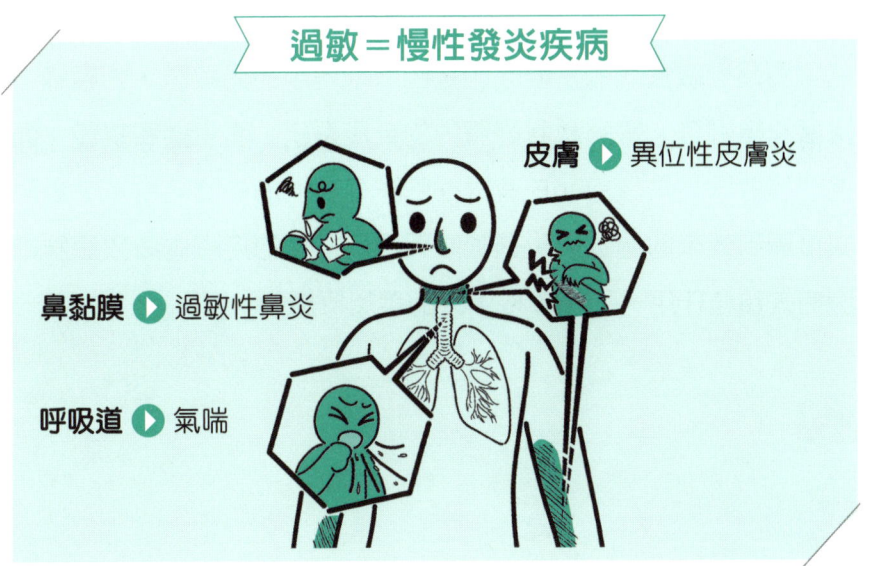

過敏＝慢性發炎疾病

皮膚 ▶ 異位性皮膚炎
鼻黏膜 ▶ 過敏性鼻炎
呼吸道 ▶ 氣喘

基本上，過敏疾病就是一種慢性的發炎疾病，發生在呼吸道便會引起氣喘的症狀，發生在鼻黏膜便會引起過敏性鼻炎，而在皮膚則是引起異位性皮膚炎。

由於是慢性的發炎疾病，所以如果疾病進行的時間過長，便容易導致纖維化或是變形，必須長期的預防及治療，才能夠真正的控制過敏疾病。

Q 引起過敏疾病的致病機轉是什麼？

引起過敏疾病的主要原因是因為環境中的過敏原，如塵蟎、真菌和蟑螂等，會刺激我們體內的免疫系統，產生過敏抗體，而這些過敏原特異性的 IgE 會跟在肥胖細胞上的受體結合。一旦再次接觸到外來的過敏原，過敏原與過敏抗體的接觸會導致肥胖細胞的去顆粒作用，而引起接下來的發炎反應。

過敏反應分成 2 個階段

早期

在過敏疾病的早期反應時可以觀察到由肥胖細胞釋放的發炎物質，包括：組織胺、前列腺素和白三烯素等。

影響 上述發炎物質是導致氣管收縮、分泌物增加的主要原因。

晚期

在發炎的後期，由於有為數相當的發炎細胞也會參與整個發炎反應，所以在過敏反應的晚期反而是以細胞的浸潤為主。這些細胞在過敏反應部位，會分泌出更多發炎的物質，導致一個持續性的發炎反應。

影響 發炎反應持續過久，會造成如纖維化或是氣管的變形，一旦導致氣管變形則不容易回復正常。這也是為何在氣喘急性發作時都會使用到幾天的類固醇，因為類固醇才能改善晚期的發炎細胞浸潤。

嚴格來說,過敏反應可以分成早期發炎階段(early phase)及晚期發炎階段(late phase)兩個階段。

 為什麼過敏疾病逐年增加?

近年來隨著文明的進步,工業的發展,空氣的污染和飲食習慣的改變等因素,台灣過敏性疾病有逐年增加的趨勢。

1994年衛生署委託台大小兒科做的調查發現,在大台北地區的孩童氣喘病罹病率已由1991年的5.80%增加到10.79%。而在2005年的調查顯示,氣喘則已經高達15%,在2009年已經超過20%。

這幾年在台北市市立醫院所進行的調查,在台北市氣喘的發生率大約都超過20%,且已經呈現穩定的情形,顯示目前台灣的氣喘發生率相當嚴重。

之前所進行的研究都顯示,在中部地區的過敏疾病發生率較低,但是這幾年來可能是因為空氣污染,尤其是PM2.5微粒子等因素,中部地區的過敏疾病發生率已經逐漸上升中。

如果異位性皮膚炎和過敏性鼻炎都統計在內,則過敏疾病的流行率可能高達 1／3 到 1／2 左右,儼然已經形成一個相當嚴重的健康問題。我想大家心中一定存在著一個共同的疑惑,為何這幾年來過敏疾病會增加的如此迅速?要回答這個問題,大概可以分成幾方面來加以說明。

過敏增加迅速的 4 個原因

1 環境污染嚴重

　　首先,我們環境的污染愈來愈為嚴重,由於工業化的關係,使得工廠排放出來的廢氣迅速增加;同時每年增加的汽機車所排放出來的廢氣中含有一氧化碳和二氧化硫等物質都會影響到我們的呼吸道,導致呼吸道對過敏原更為敏感。這幾年大家所關心的空氣中污染源如 PM2.5 微粒子,也是會增加呼吸道過敏疾病發生的機會,因此,需要在未來多加重視這些潛在的環境污染因素。

2 居住環境使過敏原聚積

　　我們的居住環境也跟以往有著很大的差別。現代人大多居住或是辦公的地點都是在公寓或是具有中央空調的大廈內,跟以前住的平房有著相當大的不同。由於現代人即使住在公寓內也都習慣關閉窗戶,屋內的過敏原便容易聚積,導致過敏原的濃度過高。此外,住在有中央空調的大廈內,

也容易因為通風管內的過敏原滋生而導致屋內過敏原增加。

3 飲食習慣西化　再來，現代人飲食習慣的改變也是導致過敏疾病增加的一個重要原因。國人的飲食習慣在近年來似乎有愈來愈西方化的傾向，包括：米及麵食在內的澱粉食物減少，油脂類和油炸的食物增加，纖維類食物的減少；飲食內容中炸油的使用次數及含量增加，會導致一些發炎物質如前列腺素等的增加，造成更嚴重的發炎反應。

4 運動量減少　現代人的運動量減少也是一個重要的因素，已經有相當多的研究顯示，每天適量的運動可以促進人體的免疫力，尤其是能夠降低過敏反應的免疫反應。但是，近年來孩童由於都市內活動空間變小，又大多沈迷於一些電動遊戲和上網，讓身體內的免疫細胞無法經由適當的運動而有增強的效果，反而有利於過敏疾病的免疫反應產生。

Q 為什麼有人會得到過敏疾病，而有些人不會？

由遺傳學和免疫反應的角度來看，過敏疾病的確有所謂的遺傳傾向，跟基因還是有關係。但是，我們必須先了解，過敏疾病的遺傳並不是如大家一般對遺傳疾病的認知，屬於單一基因的遺

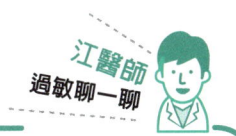

飲食內容影響過敏疾病

台大小兒科與台大農化營養研究室合作的一個研究中，我們分別利用炸油及新鮮油來餵食小白鼠，結果發現炸油組的老鼠會製造較高的免疫球蛋白 E，而且一些發炎物質如前列腺素也都來得高，可見飲食內容的確會影響到過敏疾病的發生及嚴重度。

過敏成因

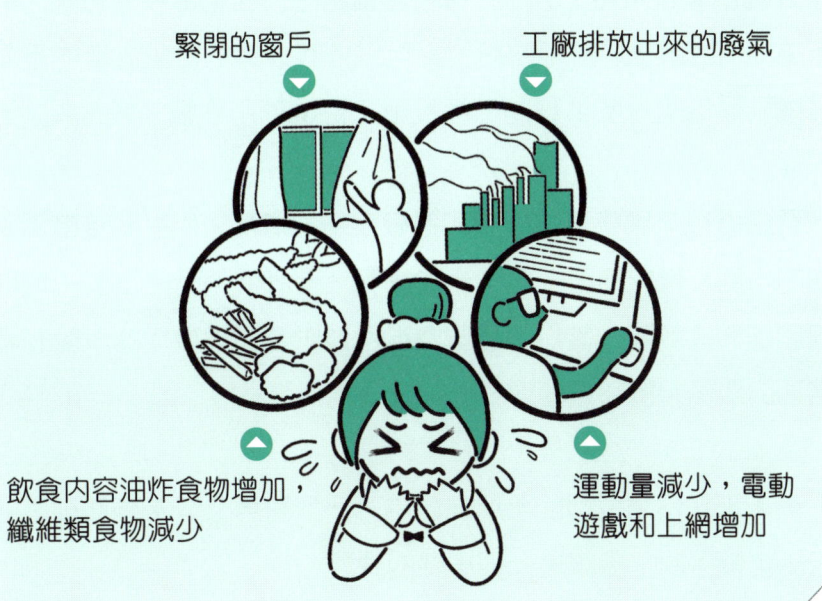

緊閉的窗戶
工廠排放出來的廢氣
飲食內容油炸食物增加，纖維類食物減少
運動量減少，電動遊戲和上網增加

傳，而是一種多因子的疾病。我們稱這些容易發展出過敏疾病的人有所謂的異位性體質（atopy），所以容易發展出過敏抗體，導致過敏疾病的症狀。

但是也許有人會問到什麼是過敏抗體？又如何才會產生？依照免疫細胞表面標記及功能 T 細胞可以大略分成 T 輔助細胞及細胞毒殺性 T 細胞兩種。

T 輔助細胞分泌的淋巴介質可以幫助免疫系統內的其他細胞如 B 細胞製造抗體，T 細胞毒殺性細胞進行細胞毒殺的功能。近年來的研究發現，T 輔助細胞又可以依其製造的淋巴激素的不同分成兩類：第一型 T 輔助細胞及第二型 T 輔助細胞，如右頁。

由這幾年腸病毒的肆虐和過敏疾病的增加，似乎間接暗示現在的小朋友體內的第一型 T 輔助細胞活性降低，而第二型 T 輔助細胞的活性較高。當然，這些情形可能跟整個大環境的改變有著密切的關係，但卻更值得我們加以重視。

未來如何讓我們的小朋友體內第一型和第二型 T 輔助細胞的天平維持平衡，應該是一個重要的課題。

T 輔助細胞分成 2 類

第一型
由於主要是負責所謂細胞性的免疫力，和針對感染疾病、腫瘤和器官移植等的反應較有關。

第二型
主要是見於寄生蟲和過敏原的免疫反應，其分泌的 IL-4 可以幫助 B 細胞製造 IgE 的過敏抗體，IL-5 則可以活化嗜伊紅性白血球（eosinophil），嗜伊紅性白血球釋放出的一些發炎介質則會導致更嚴重的過敏症狀。

交互影響
第一型 T 輔助細胞和第二型 T 輔助細胞又互為影響：

- ☑ 第一型 T 輔助細胞能夠調節第二型 T 輔助細胞的活性。
- ☑ 第二型也相對地會抑制第一型 T 輔助細胞的活性。
- ☑ 體內如果第二型 T 輔助細胞的活性過高，會幫助 B 細胞製造較多的過敏抗體，而出現過敏疾病。

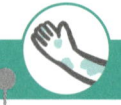 異 位 性 皮 膚 炎

Q 哪一種過敏疾病會最早出現？主要的表現為何？

　　食物過敏愈來愈受到大家的重視，有相當多的研究證據顯示，在嬰幼兒期出現食物過敏的小寶寶未來出現其他過敏疾病，例如：支氣管性氣喘或是過敏性鼻炎的機會也相對地提高。由於小寶寶出生後最早接觸的蛋白過敏原通常是來自於腸胃道，所以最早的過敏症狀還是食物過敏。食物過敏可能會以腸胃道和皮膚症狀為主，可能的表現便包括：

食物過敏的主要症狀

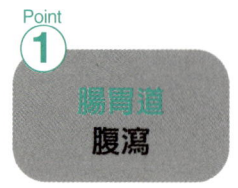
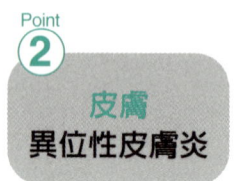

根據國外的統計，2歲以下的幼兒食物過敏中，牛奶過敏約占了2～4%，而對蛋白過敏則約為5%。牛奶中有四種主要的蛋白質，包括：β-乳球蛋白、γ-球蛋白、乳白蛋白和酪蛋白；其中以酪蛋白為主，占了牛奶蛋白的80%，而其他20%則為乳清蛋白。

　　國外的研究發現，β-乳球蛋白和酪蛋白為較常見的兩個過敏原，利用皮膚試驗也發現，β-乳球蛋白是一個最具有抗原能力的蛋白質。同時，我們並不建議在牛奶中添加過多的添加物，尤其是蛋白質類的添加物，因為這類的外加蛋白質引起過敏的機會其實較高。

　　牛奶過敏的診斷，主要是經由臨床症狀的判斷：由食用牛奶而導致的腸胃道或是皮膚症狀；進一步做食物過敏原的血液檢查來加以確定。目前抽血檢查各種過敏原已經相當方便，只要2～3c.c.的血液便可以檢查2、30種不同的過敏原。但是，在臨床上最確切的診斷還是：在食用牛奶後會出現症狀為最可靠的診斷方法，而血液檢查則是一種輔助性的檢查。

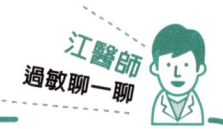

過敏的小朋友可以喝初乳奶粉嗎？

坊間出現所謂的「初乳奶粉」，其實是由接受免疫處理的乳牛取得初乳而製造出的奶粉。

雖然這些初乳中含有一些可以中和病原體的牛抗體，但是這些抗體對人體而言還是一些外來的蛋白，除了會很快地被分解掉外，也會有增加食物過敏的可能性，還是應該稍加注意。

嬰兒時期由於腸道的滲透性較高，而且小寶寶本身又還無法分泌免疫球蛋白A（IgA），食物中的過敏原便很容易通過腸道而進入體內，所以比其他年齡層的小朋友更容易導致牛奶過敏。

Q 異位性皮膚炎會出現哪些症狀？

對1歲以下的小寶寶而言，最容易出現的過敏症狀還是以皮膚的症狀為主，也就是異位性皮膚炎。最常出現的症狀是在：臉部、脖子、耳後根、手肘及膝蓋的內彎處出現如濕疹的症狀，有非常厲害的癢感。

異位性皮膚炎症狀

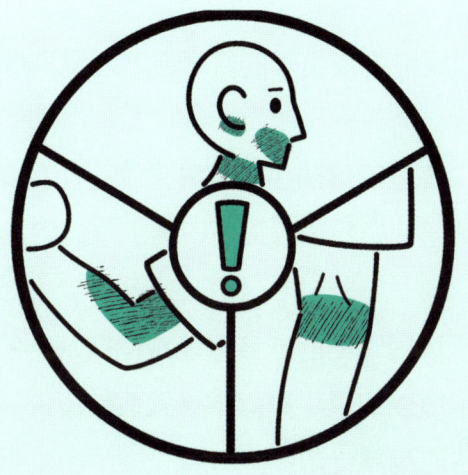

臉部、脖子、耳後根、手肘及膝蓋的內彎處
出現如濕疹的症狀,有非常厲害的癢感。

患有異位性皮膚炎小朋友本身的皮膚通常會較乾燥,所以如果過度使用刺激性的清潔劑洗澡,或是在冬天時因為環境內濕氣較低也會導致更厲害的癢感。但是,我們要強調,有些小朋友因為在夏天時容易流汗導致濕疹,也會讓癢感加重。

更重要的是,目前的資料顯示,如果小時候出現食物過敏則成長後引起其他過敏疾病的機會也可能較高。因此,對食物過敏

應該從小就加以注意，以避免過早出現食物過敏如腹瀉或是異位性皮膚炎等症狀，而影響未來其他過敏疾病發生的比例；對那些高危險群又出現異位性皮膚炎的寶寶最好注意其飲食。

目前建議，高危險群的小寶寶還是儘可能餵食母乳或是以水解奶粉為主的低過敏奶粉，以降低日後出現過敏疾病的機會。

總合來說，嬰兒時期的飲食可能跟過敏疾病的皮膚症狀有著較密切的關係；所以如果小寶寶出現異位性皮膚炎的症狀時，應該特別注意飲食的改善。

高危險群小寶寶飲食建議

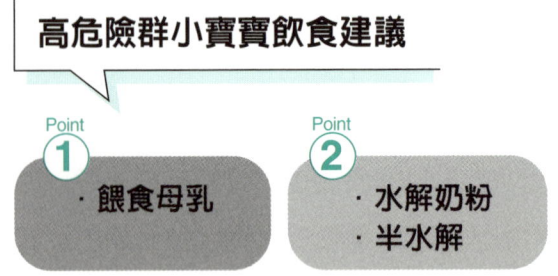

 過 敏 性 鼻 炎

 過敏性鼻炎會出現哪些症狀？

過敏性鼻炎目前是所有過敏疾病中發生率最高的一種，依照台大醫院小兒科在 2005 年和中研院合作的研究指出，當時過敏性鼻炎的發生率已經接近五成，這幾年可能還是都維持在這麼高的比例，我想有許多人可能都深受其苦。

大概有許多人每天早上一起床便會先打上好幾個噴嚏，緊接而來的便是流鼻水及鼻塞的症狀都會逐一出現；上述症狀最常在晚上睡著後及清晨出現，是過敏疾病的一個重要特徵。

由於過敏性鼻炎對一些空氣過敏原會特別敏感，所以如果一下子接觸到大量的過敏原也可能會出現症狀。但是，更常見的是這些過敏性鼻炎患者對冷空氣特別敏感，因此若在夏天，由戶外較為酷熱的空氣一下子進到冷氣房內，可能也會打噴嚏打個不停。一旦有這些症狀的出現，都應該要懷疑有過敏性鼻炎。

> **Q 為什麼過敏性鼻炎患者一遇到冷空氣，就容易打噴嚏及流鼻水？**

其實過敏性疾病患者除了會對外在的過敏原產生症狀外，有一些內因性的因素也容易導致症狀的發作。

過敏發作的作幾個重要因素

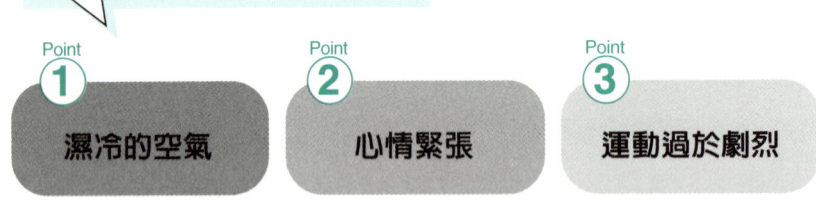

Point 1 濕冷的空氣
Point 2 心情緊張
Point 3 運動過於劇烈

對過敏性鼻炎的病人而言，由於鼻子最常接觸到的便是空氣，所以一旦遇到忽冷忽熱的空氣，鼻子可能便會受不了。主要的一個重要原因是因為一些內在的因素可能包括：神經系統。我們鼻子的神經系統接觸到過冷或是過熱的空氣時，神經系統可能會釋放出一些傳導物質，導致鼻黏膜受到刺激或是分泌物增加等情形。這也是為什麼有些醫師建議，患有過敏疾病的小朋友洗冷水澡，主要是為了讓他們能夠適應較冷的溫度。個人覺得最好的方法可能還是練習游泳，練習時能夠找到非溫水游泳池的話尤其好。

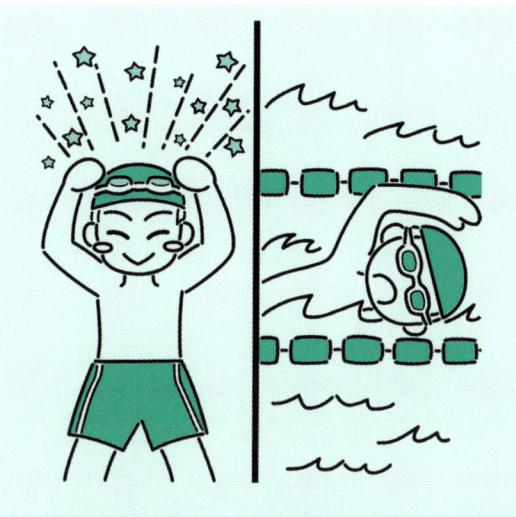

練習游泳，可改善過敏性鼻炎小朋友打噴嚏及流鼻水的症狀。

Q 為什麼患有過敏性鼻炎的小朋友會常常流鼻血，有沒有關係？

我想常流鼻血可能是許多家長非常關心的一個問題，尤其是在晚上或是清晨起床時看到小朋友的枕頭及被單上都是血跡，想必是觸目驚心。患有過敏性鼻炎的小朋友，鼻腔因為過敏而導致血管擴張的關係，微血管原本就較為擴張，再加上小朋友由於鼻子癢，會常常揉鼻子，因此，更容易導致微血管破掉而流鼻血。

患有過敏性鼻炎的小朋友，血小板數目及一些凝血因子都在正常範圍，所以應該可以很快地止住血。然而，流鼻血一再發生還是會造成相當大的困擾。如果出現反覆的流鼻血，情況又沒有明顯改善時，可以帶至耳鼻喉科醫師處，進行局部的止血處理，尤其可以直接針對出血點加以治療，便可以避免會有反覆出血的情形。

Q 什麼是慢性鼻竇炎，應該如何診斷？

過敏性鼻炎罹患的時間過久，也有可能導致細菌感染，長時間的感染會進一步造成鼻蓄膿，也就形成慢性鼻竇炎。

慢性鼻竇炎的診斷，當然最重要的還是臨床症狀。慢性鼻竇炎會有鼻蓄膿，容易造成鼻涕倒流，小朋友會經常出現清喉嚨的聲音；厲害的鼻涕倒流也會導致不停的咳嗽，這也是為何有時長期的咳嗽，醫師會特別注意是否有慢性鼻竇炎的一個原因。

同時，鼻竇炎也會導致嚴重的鼻塞，並且也可能導致頭痛，這是兒童期小朋友慢性頭痛的一個重要原因。當然，由於長期的細菌發炎，難免會出現一些難聞的味道，這也是為什麼患有慢性鼻竇炎的小朋友容易有口臭。

除了臨床症狀外，鼻竇的 X-光攝影可以讓醫師直接觀察到是否有鼻蓄膿，便可以得到輔助性的診斷。當然，目前有研究顯示，利用電腦斷層掃描的方法來檢查鼻竇，比一般的 X-光攝影來得更敏感。只是目前健保制度對利用電腦斷層來檢查及診斷鼻竇炎通常不會給付，所以此種檢查方法恐怕還是不會普及。同時，若診斷有鼻竇炎，最好也作個鼻蓄膿的細菌培養，可以讓醫師對應該選擇何種抗生素有更直接的了解。

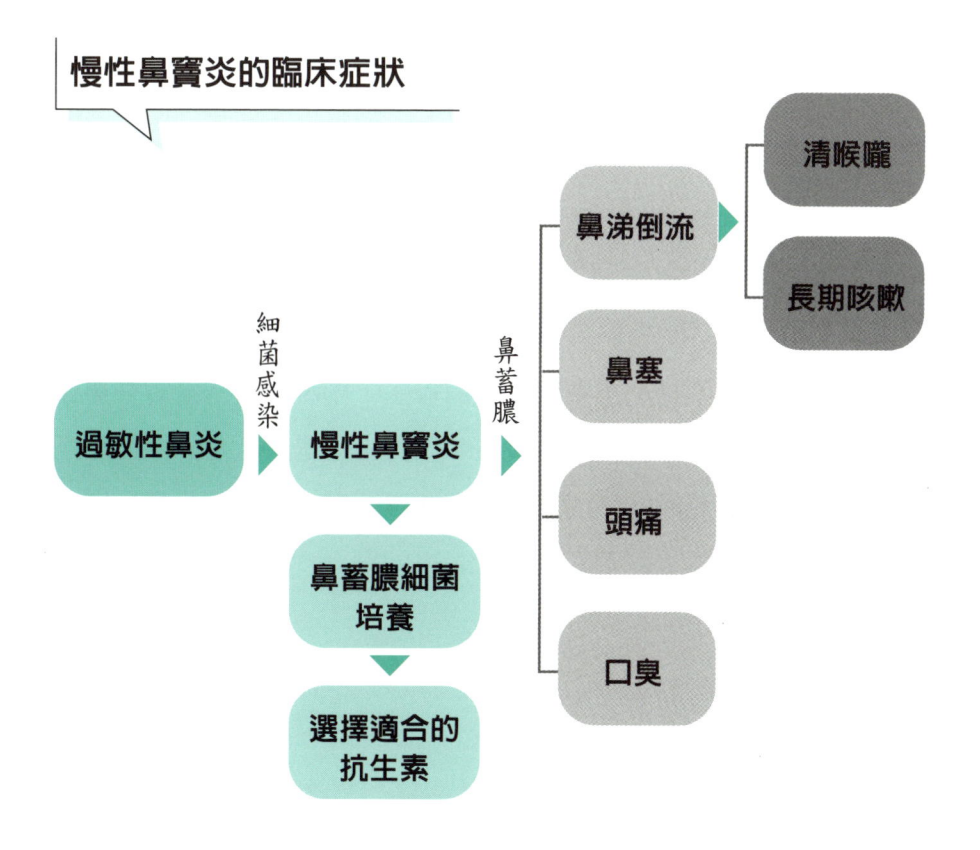

慢性鼻竇炎的臨床症狀

過敏性鼻炎 →（細菌感染）→ 慢性鼻竇炎 →（鼻蓄膿）→ 鼻涕倒流 → 清喉嚨／長期咳嗽

慢性鼻竇炎 → 鼻塞

慢性鼻竇炎 → 頭痛

慢性鼻竇炎 → 口臭

慢性鼻竇炎 → 鼻蓄膿細菌培養 → 選擇適合的抗生素

PART 1　認識過敏：孩子為什麼會過敏？

Q 慢性鼻竇炎需不需要開刀？

一般而言，除了少數非常嚴重的病例，對藥物治療的反應又不是很理想的患者外，慢性鼻竇炎並不需要開刀治療。我們通常較不建議小朋友進行開刀，因為手術畢竟是具有侵襲性的治療方法，而且也無法完全保證不會再發作。

目前有關過敏性鼻炎的治療藥物愈來愈進步，同時能夠有效治療引起鼻竇炎的藥物也愈來愈方便，我們還是建議其他相關的治療應該優先使用。鼻竇炎開刀的主要理由是：經由手術的方法將細菌感染的鼻蓄膿或是感染的軟組織清除乾淨，以降低抗生素使用的時間及劑量。

但是如果不控制過敏性鼻炎的發生，則經常性的過敏性鼻炎仍然很容易再導致鼻竇炎的發生。因此，還是建議優先使用藥物來治療，如果有需要時可以加上灌洗鼻腔的方式來減少鼻蓄膿，可能都有助於症狀的控制。

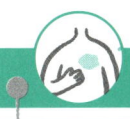

氣喘

Q 2歲以下的小朋友常出現喘鳴聲，是不是氣喘？

由於小朋友在 6 個月大以後來自母親的抗體會逐漸下降，同時自身製造抗體的能力也仍然無法達到成人的標準，所以便容易得到各種感染；萬一家中還有正在上托兒所或是幼兒園的哥哥姊姊，則更容易得到各種感染疾病。

此外，因為這個時期小朋友的肺部發育也還是不成熟，所以特別容易得到下呼吸道感染，即細支氣管炎。

細支氣管炎通常都是因為病毒的感染所造成，小朋友會出現嚴重的咳嗽、痰多和喘鳴的聲音。這個階段如果出現喘鳴的症狀，還是要先針對病毒感染加以治療。由於小寶寶自己不會咳痰，而帶有大量病原體的痰一直沈積在肺部，便會使整個病程更加拖長，因此，其中最重要的照顧治療步驟便是拍痰：

☑ 在每次吃奶前半個小時應該要持續拍痰，兩邊各拍個約 5 到 10 分鐘。

☑ 如果喝完奶才進行拍痰則容易嗆到，可能導致吸入性肺炎，反而得不償失。

雖然 2 歲以下的孩童出現喘鳴並不是所謂的氣喘，但是依照目前流行病學的調查發現，如果常得到細支氣管炎的小朋友，長大後發生氣喘的機會還是比其他小朋友來得高，所以還是要盡量避免反覆地出現細支氣管炎的感染。

Q 氣喘的咳嗽與一般感冒的咳嗽如何區分？

氣喘引起的咳嗽有一個很重要的特徵：通常都是在晚上或是清晨時會咳得特別厲害。

所以，在許多有關氣喘的問卷調查中，最常問到的問題便是：小朋友會不會夜咳？要判斷因為感染疾病而引起的咳嗽，或是氣喘性咳嗽，夜咳是一項最佳的指標。

區別感染與過敏的方法

感染
- ☑ 常感冒或是其他感染疾病引起的咳嗽，會持續一整天，如果感染未治療好之前都可能會持續咳嗽。
- ☑ 同時，因為感染而引起的咳嗽反而會在睡著後症狀改善。
- ☑ 此外，一般的感冒除了咳嗽外，大多時候會合併其他如：發燒、全身性倦怠、食慾不振等。

過敏
- ☑ 過敏疾病則大部分是在晚上或是清晨剛睡醒時症狀最為明顯，主要的原因是隨著夜晚的溫度降低，氣管會逐漸變得較為敏感。
- ☑ 同時，在睡覺期間因為痰的排出較為困難，所以也較容易出現痰的堆積，導致咳嗽加重。

Q 為什麼感冒時氣喘特別容易發作？

我想這也是許多家長一直發覺的問題：患有氣喘的小朋友特別容易在感冒時發作，到底感染疾病與氣喘之間是不是存在特別的關係？

在呼吸道感染時，肺部的功能多少會受到影響，包括：病毒感染後引起的呼吸道分泌物增加或是肺活量會降低，而使得原來就較為敏感的呼吸道更承受不了，所以在感染時特別容易出現氣喘發作。

同時，目前有一些研究證據顯示，有些特定的呼吸道感染包括：呼吸道融合病毒、黴漿菌感染及披衣菌等病原體的感染，特別容易誘發第二型T輔助細胞的免疫反應，可能也會導致過敏疾病發生。

Q 患過敏疾病的小朋友為什麼特別容易感冒？

正確來說，應該不是患有過敏疾病的小朋友特別容易感冒，而是過敏的小朋友在得到感冒後較容易誘發出過敏的症狀。

不論是過敏性氣喘或是鼻炎的小朋友，在感冒後若容易出現氣喘的症狀，如果不針對這些過敏症狀加以治療，則所有的症狀便可能拖得很久，讓父母覺得為何感冒的症狀持續如此久都不會好。因此，我們建議，容易得到感染疾病的氣喘病童應該還是帶到兒童過敏專科醫師處求診，可能才會得到較好的照顧。

Q 過敏引起的氣喘疾病會不會好？

一般而言，在孩童期的氣喘較可能好起來。目前依照我們的經驗，控制良好的病例大約有超過 85％以上在青春期時會好起來，也就是在成年後不再出現氣喘的症狀。

相對的，在孩童期控制不佳的患童大約只有不到 1／3 會自己好起來，所以兩者之間還是有著相當大的差距。

至於成年後才出現的氣喘疾病，則因為致病的機轉較為複雜，如因本身肺功能變差或是其他生理因素而導致的體質改變，才造成在成年後才出現氣喘。這種成年後才出現的氣喘，通常較不預期會完全痊癒；同時成人氣喘對減敏治療的反應通常也不太好。

但是，在小朋友身上我們強調的飲食、運動如游泳及環境的控制還是可以適用。

Q 孩童氣喘和成人型氣喘有何不同？

我們要強調，孩童氣喘和成人型氣喘其實還是有些不同，依照目前的統計約有 1／3 的小朋友過了青春期仍持續有氣喘發作的情形，並在成人階段還是會出現症狀，但是有相當多患者則是在成人後才出現嚴重的症狀。

兩者之間還是有著一些差異性，主要是成人時可能會因為曾經罹患過一些呼吸道的疾病，而導致氣管已經有部分的纖維化或是變形，同時肺活量也較差。即使是那些由孩童期持續到成人發生的患者，通常也是在孩童期的控制較差所以支氣管也都有著多多少少的變形；而這些生理上的變化實際上都已經較不容易矯正。

所以成人型氣喘可能在過敏原的敏感度不見得像小朋友如此明顯，對減敏治療的效果也較差。一般來說，成人型氣喘我們大概不預期會如同孩童一般有可能痊癒，所以需要一輩子使用藥物來加以控制。這也是小兒過敏科醫師的治療目標：希望小朋友們能夠在青春期前就完全好起來的一個關鍵點。

Q 醫師常說過敏疾病在青春期時會好起來，到底是不是真的？

過敏疾病在青春期時會有較明顯的改善，是來自相當多報告的觀察。其實，小兒科醫師一個努力的目標是希望能夠在青春期前將疾病控制好，如果控制好的病例可望在青春期後完全好起來。

大家還是要記得，過敏疾病像氣喘是一個慢性發炎的疾病，如果發作次數過多，容易導致氣管纖維化，甚至到最後完全變形。一旦組織出現變形的情形，要再回復就相當困難，在青春期後仍然會持續有症狀出現。

至於青春期後為什麼較容易好起來，一個相當重要的原因可能是體內荷爾蒙的變化，再加上神經系統的成熟，會讓小朋友體內的免疫反應產生一些變化，而降低第二型過敏抗體的製造。如此一來，小朋友對外在的過敏原及一些內因性的因素也都不較那麼敏感，症狀自然就會慢慢改善。

與其說小朋友在青春期時會好起來，還不如說青春期是醫

師、父母及小朋友應該努力的一個目標，希望在此之前小朋友不會出現過於嚴重的永久性病理變化，而在青春期時將小朋友完全治療好。

Q 性別及體重跟過敏性氣喘之間有何關係？

也許大家並未特別注意性別的差異，其實在小朋友的氣喘中，男生與女生的比例約為6：4到7：3之間，其實是男生較多。

目前的研究已經證實，氣喘病患童的體重跟流行率之間有著密切的關係，尤其是患有氣喘病的小女生其體重似乎比其他正常的小女生來得重，具有統計上的意義。當然，究竟肥胖和氣喘之間有何關係，目前雖然並未有確切的答案，但是大概可以由幾方面來加以說明。

❶ 首先，研究發現，女性荷爾蒙會有利於第二型T輔助細胞的發育，也會促進抗體的製造，所以在青春期後，隨著女性荷爾蒙的製造增加反而會誘發更多抗體的製造和過敏反應。相反的，男性荷爾蒙會對抗第二型過敏反應，所以在青春期階段男生反而會轉好。

❷ 我們一直強調飲食的重要性，因為脂肪是許多發炎物質的主要來源，飲食內高油及高熱量的食物過多時，容易造成體內的發炎物質增加而加重過敏的症狀。同樣的，如果體內的脂肪含量較多時，也會有類似的效果。

❸ 也有證據顯示，肥胖者體內的荷爾蒙較有利於第二型 T 輔助細胞的發育，有利於過敏疾病和症狀的發展。

❹ 最後一點，還是跟運動有關，通常肥胖者較缺乏運動；而運動對促進第一型 T 輔助細胞的活性其實有相當大的助益，這可能也是肥胖者會有較嚴重的過敏症狀的原因之一。

Q 什麼是花粉熱？在台灣地區常不常見？

在歐美國家，花粉熱或是稱為乾草熱，是一種季節性會導致鼻炎和結膜炎最常見到的過敏性疾病，常見於 4、5 月和 9、10 月的過敏疾病，主要跟空氣內花粉的量有關。

在歐美國家，由於空氣較為乾燥、四季分明，開花時環境中的花粉含量會非常高，同時，因為空氣乾燥，非常容易隨風到處

飄揚。而這些對花粉或是乾草過敏的患者一下子接觸到如此高量的過敏原便會出現非常嚴重的症狀，包括：打噴嚏、流鼻水、劇烈的癢感、眼睛結膜發熱及分泌物增加、頭痛等。

對花粉熱的患者而言，因為實在很難完全避免接觸到空氣內的這些花粉，這段期間可以說是苦不堪言，只能求助於藥物。而在台灣花粉並不是一個重要的過敏原，主要原因是台灣的氣候潮濕，每年開花季節常常是所謂的「梅雨」季，所以大多數的花粉並不會在空氣中飛揚，所以幾乎很少會導致嚴重的過敏症狀。

目前大概只有在金門因為氣候的關係，過敏患者中約有70%是對豬草的花粉過敏，所以基本上不同地區的過敏原還是會因為環境而有著相當不同的變化。

過敏性結膜炎

Q 孩子的眼睛為什麼會過敏呢？

其實眼睛過敏，主要是眼結膜過敏，也稱為過敏性結膜炎。主要的症狀包括：眼睛癢、紅、流眼淚、分泌物增加和眼皮腫；如果不斷地揉而傷害到角膜，也會導致疼痛、畏光和視力模糊等較嚴重的症狀。

而眼睛過敏其實跟鼻子過敏相同，都是因為空氣過敏原造成的，包括：如塵蟎、花粉和黴菌等這些常見的過敏原，再加上溫濕度變化等外來的因素，就會導致眼睛的過敏。

同時，眼睛過敏的發生跟鼻過敏也有著密切的關聯性，因為鼻淚管是相通的，所以鼻過敏和眼睛過敏其實是互相影響的，甚至有學者應該將過敏性鼻炎和結膜炎稱為「過敏性鼻結膜炎」，顯示兩者的關係。

Q 眼睛過敏是什麼原因引起？

眼睛過敏跟環境內的空氣過敏原有關，在台灣最常見的還是接觸到如塵蟎和花粉這些過敏原，屬受刺激後黏膜過敏的一環。但由這幾年的研究，台灣地區的溫濕度，尤其是濕度，可能還是誘發鼻和結膜過敏的最大的因素。

Q 孩子有時候會突然眼睛畏光，開始眼睛紅，一直打噴嚏，就是過敏嗎？

眼睛過敏的症狀的確大多時候都是跟鼻子過敏的症狀同時發生，所以眼睛的紅癢和分泌物增加，合併鼻子的打噴嚏和流鼻水，都是最常看到的症狀。

而且，鼻子過敏時也會導致鼻息肉肥厚，有時也會堵住鼻淚管讓眼淚不易由鼻淚管排出，所以眼睛淚水和分泌物都會增加。

PART

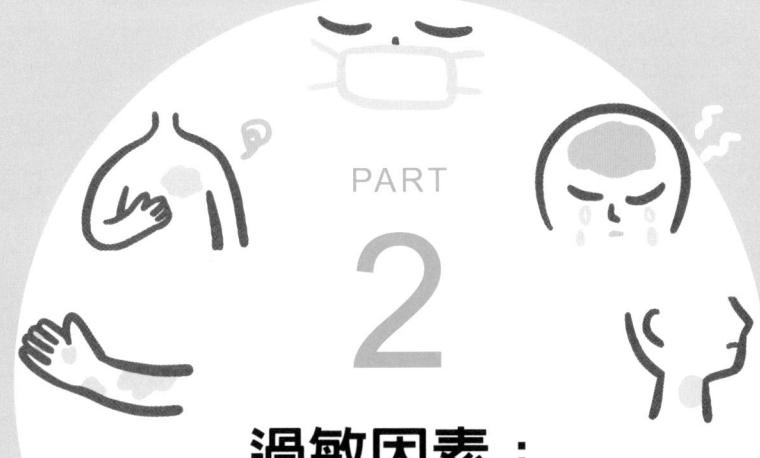

2

過敏因素：
哪些因素會引發
孩子過敏？

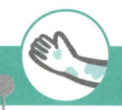

生活環境

Q 環境中有哪些常見的過敏原？

我們大概可以依照過敏原進入人體的途徑分成食物過敏原及空氣過敏原兩種，而空氣過敏原顧名思義跟一些如支氣管性氣喘和過敏性鼻炎的發生有著較密切的關係。相對的，食物過敏原則跟一些皮膚和腸胃道的過敏疾病有著較為密切的關連，所以小寶寶如果出現食物過敏時，便容易出現如異位性皮膚炎或是蕁麻疹等症狀。

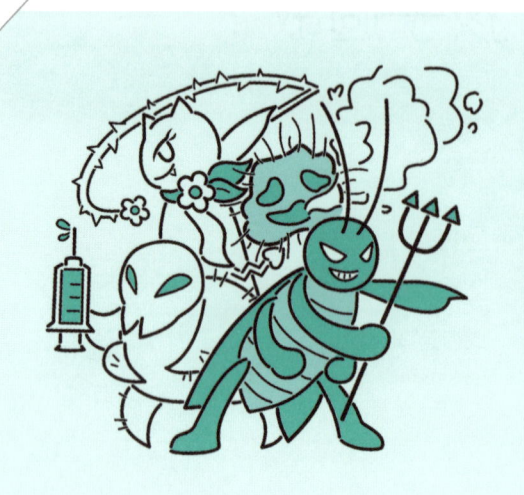

台灣最常見的空氣過敏原為家塵蟎、蟑螂、黴菌和花粉等。

❶ **空氣過敏原**：在台灣地區最常見的空氣過敏原包括：家塵蟎、蟑螂、黴菌和花粉等。其中以家塵蟎是台灣地區最常見的空氣過敏原，幾乎90％以上的過敏氣喘的小朋友是對塵蟎過敏，主要是因為台灣地區的溫度和濕度都非常適合家塵蟎的生長和繁殖。

· 蟑螂、塵蟎 這幾年蟑螂的過敏比例也有逐漸增加的趨勢，可能跟生活的環境還是有關。塵蟎和蟑螂的主要過敏原主要是其腸道的分泌物，包括：高比例的腸道分泌的酵素。因此，平常清潔家裡時偶而使用一下吸塵器來清掃也是有幫助的。

· 黴菌 由於台灣處於亞熱帶地區，整個大環境適合黴菌的生長。

· 花粉 原在台灣通常較少見，主要的原因是因為氣溫過於潮濕，所以花粉不容易在空氣中飛揚，大多數的花粉在開花的春天，會因為梅雨季的潮濕而大多數的花粉會沈積在泥土裡，而不是在空氣中飛揚。

· 狗／貓 這幾年對狗和貓過敏的比例也有增加的趨勢，可

能與現在家裏養狗和養貓的比例增加有關係。由於貓狗過敏原主要是來自皮脂腺的分泌物，所以適時洗澡和利用吸塵器清掃皮屑也是非常重要的。

❷ **食物過敏原**：以食物過敏原來說，小時候最常見的還是牛奶及蛋白，其次才是有殼的海鮮等食物。小寶寶如果對牛奶或是蛋白過敏時，出生後便容易出現如異位性皮膚炎的症狀。

> Q 過敏疾病逐年增加，
> 是否跟環境內過於乾淨有關係？

有愈來愈多的研究認為，過敏疾病的增加跟生活環境過於乾淨有關。研究報告顯示，家中有較多手足或是較早去托兒所的小朋友，雖然較容易得到感染，但是長大後發展出過敏疾病的機會反而較低。

另外，也有研究報告指出，中國大陸接受肺結核疫苗（BCG）接種的小朋友，長大後發展出過敏疾病的機會也是較低，於是便有學者提出一個所謂的「清潔理論」（Hygiene Theory）。這個理論的主要基礎便是認為，現代的小朋友因為保

護過度，接觸到一些病源體感染的機會遠比以前低；而一些病源體所分泌出來的內毒素（endotoxin）可能會有助於第一型 T 輔助細胞的發展，能夠有效地抑制第二型 T 細胞免疫反應的進行。

目前的建議是：在過敏疾病尚未發展之前的 2 至 3 歲，如果經常感染到一些病毒或是細菌性的疾病病原體反而對小朋友是有幫助的，家長不必過於緊張。

當然，小朋友剛上托兒所或是幼兒園時，會因為剛接觸到許多新的過敏原而造成反覆感染，可能需要經常就醫診治，使得父母變得緊張，甚至不讓小朋友上托兒所或是幼兒園。但是要提醒父母的是：入學後可能會在前半年因頻繁生病而使得照顧較為辛苦，但是經由恰當的照顧而減少這些症狀，反而會讓小朋友的抵抗力增加並使過敏疾病的發生降低。

江醫師 過敏聊一聊

特定病原體易發發出過敏

必須注意的是，有些感染如麻疹、呼吸道融合病毒、黴漿菌和衣原體等特定的病原體，較容易導致第二型 T 輔助細胞的反應，所以如果出現反覆的感染，反倒是容易發展出過敏性疾病。

Q 台灣氣侯潮濕，是否容易導致過敏發作？

目前在國內，除了塵蟎外最常見的空氣過敏原包括：蟑螂、黴菌、貓毛及狗毛和花粉等過敏原。台灣位於亞熱帶，氣候較為潮濕且溫暖，和氣候相關的過敏原相對地也較多，如黴菌等就是在環境中很容易滋生的過敏原。

目前在台灣可能導致過敏的黴菌包括如：念珠菌、青黴菌和麴菌等，為了要避免環境裡的黴菌滋生，居住環境的控制便顯得更為重要。如果居家的地點濕氣較重，可能會有兩種情形導致過敏症狀發生：

❶ 因為家中的濕度較高，再加上溫差變化過大而誘發氣喘。

過度乾燥可能導致咳嗽

我們要強調的是：使用除濕機時也應該避免過於乾燥，如果空氣過於乾燥時也會讓呼吸道不舒服，有時反而會導致呼吸道的不適而造成咳嗽的症狀。

❷ 潮濕不利過敏控制的地方在於：這樣的環境有利於塵蟎或是黴菌過敏原的滋生，所以也會間接地影響過敏疾病的發生。

台灣黴菌過敏原在過敏疾病中也占了約 20％，雖然不像塵蟎和蟑螂過敏原如此高，但也算是非常重要的環境過敏原。整體來說，我們認為，濕度在 50～60％左右可能是較為舒適的環境，所以在較為潮濕的季節或是居住地點，便可以考慮在家中加裝除濕機，對過敏疾病的預防會有些幫助。

Q PM 2.5 微粒子對過敏疾病的影響為何？

PM2.5 微粒子最近受到非常多的重視，因為被發現與許多疾病的發生有相當大的關係。PM 的英文名稱是來自 particulate matter（細懸浮微粒），也就是粒徑範圍在 2.5 μm（微米，即百萬分之一公尺）或以下的細懸浮微粒，是飄散在空氣中非常微小的顆粒。

簡單來說，PM 2.5 大約只有頭髮直徑的 1／28，肉眼當然無法看到，而且因為它非常微細，吸入後可以直接通過鼻毛、黏膜、支氣管纖毛。如果長期吸入這些 PM2.5 微粒子與一些特定

疾病，如過敏、氣喘、肺氣腫、肺癌、心血管疾病、肝癌等疾病的發生有關。

此外，PM2.5 的微粒是由化學物質構成，表面常常攜帶其他汙染物，如戴奧辛和重金屬等對人體有害物質。有不少研究結果指出，PM 2.5 粒子存在空氣中也會讓呼吸道的過敏原致敏變得更嚴重，同時也會導致更嚴重的發炎反應。

Q 什麼是花粉熱？哪些人容易得到？

在國外，花粉熱也稱乾草熱（hay fever）是最常見的過敏疾病之一，主要是在每年花開的季節發生，患者會出現打噴嚏、流鼻水和頭痛等症狀。花粉熱常發生在美國、加拿大和歐洲等氣候較為乾燥的國家，一到花粉季節便可以看到花粉到處飛揚。

花粉過敏原在花開季節於空氣內的含量相當高，所以會引起相當嚴重的症狀。相對的，由於台灣處於潮濕的亞熱帶，在開花的季節通常正值梅雨季，花粉通常不會在空氣內飛揚，因此，很少遇到所謂花粉熱的病例。

經常有家長問到，如果移民到美國，對過敏疾病是否會有改

善的效果。我們可以觀察到：在台灣因為塵蟎過敏的人剛到美國時可能症狀會改善，但是在生活一段時間，約 2 至 3 年後反而會誘發花粉熱，並開始出現花粉熱的症狀。

Q 塵蟎究竟是什麼樣的生物？

塵蟎在台灣和亞洲地區幾乎都是最主要的過敏原，在本地過敏的人口中幾乎有 90% 以上是對塵蟎過敏，顯然是最受到重視的一個空氣過敏原，若對塵蟎有進一步的認識，將有助於過敏疾病的照顧。

根據一些流行病學的調查，台灣的家塵中，大約每克灰塵所含有的蟎數目約為 300 ～ 500 隻左右，且其分布跟季節有些關係，大約是季節交替之際如春天或是秋冬較多，但是季節的差異性並不大，也就是說，在家中幾乎一年到頭都有著相當高量的塵蟎。

‧**塵蟎是什麼？** 塵蟎是種八隻腳的節肢動物，大約只有針頭大小，所以肉眼看不到。

‧**住哪裡？** 主要生活在較潮濕而且暖和的環境中，尤其是

60～80％以上的濕度和25～30℃左右的溫度特別適合家塵蟎的生長，如台灣。

・吃什麼？ 一般而言，家塵蟎主要是靠家中的一些有機物，包括：黴菌或是動物的皮屑為食物而過活。

・怎麼清除？ 除了減少塵蟎的繁殖外，也需要經常利用吸塵器來清除家中可能藏有塵蟎分泌物或是蟲體的地方。

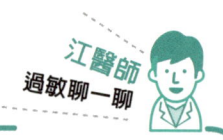

江醫師 過敏聊一聊

過敏不是塵蟎直接侵犯人體導致

由於塵蟎的含量超過每克100～200隻左右便可能引起過敏的症狀，導致過敏症狀的機率相當高。但我們要強調的是：大部分的塵蟎過敏原主要是來自其分泌物或是死掉的蟲體，所以並不是塵蟎直接侵犯到人體而導致過敏的症狀。

Q 為什麼台灣蟑螂過敏的比例逐漸增加？

蟑螂過敏的比例在最近幾年似乎有逐漸增加的趨勢。最近幾年來由原本20～30％的陽性率逐漸增加，約40～50％的過敏

患童是對蟑螂過敏：目前對為什麼蟑螂過敏原會逐年升高還不是很清楚，可能需要更多流行病學的研究才能夠更清楚。

爸媽可能非常疑惑，大多數人的家裡都整理得相當乾淨，有蟑螂的比例其實相當低，為什麼蟑螂過敏的比例還會逐年增加？根據流行病學的調查，台灣所遇到的蟑螂過敏原分別來自美國蟑螂和德國蟑螂。

我們要提醒大家的是：蟑螂過敏原中主要的關鍵還是蟑螂的排泄分泌物，過敏患者多半是因為吸入這些排泄分泌物才導致過敏症狀發作，所以爸媽可以這樣做：

☑ 注意環境衛生，減少蟑螂能夠生長的環境，會有很大的幫助。

☑ 除了減少家中的蟑螂外，可能還是需要利用吸塵器經常清除家中可能存在的蟑螂分泌物，才能夠減少蟑螂過敏原引起過敏症狀的發作。

> **Q 寄生蟲感染與過敏疾病之間有什麼樣的關係？**

這兩年來由流行病學的調查發現，在寄生蟲較為流行的地區，似乎過敏疾病的流行率較低。當然，也許有許多人會有疑問，寄生蟲的免疫反應是第二型 T 輔助細胞所主導，而過敏反應也與第二型 T 輔助細胞有著密切的關係。

理論上來說，在這些寄生蟲較為流行的地區或是感染寄生蟲後，體內的第二型免疫反應會增加，應該是促進過敏反應，為何反而會降低過敏疾病的發生率？這些可能的機轉都還不是很清楚，但是寄生蟲感染減少跟生活水準和文明的進步有著相關性，所以，也許過敏疾病的降低不是一個單一因素，與寄生蟲感染和文明的進步都有相關。

另外一個可能的機轉：是因為體內抗原特異性的免疫細胞都已經被用來對付寄生蟲的感染，所以反而沒有多的免疫細胞來與過敏原反應而引起過敏反應。

當然，有關寄生蟲感染與過敏疾病發生之間的關係，可能還須要更多的研究才能了解得更清楚。

Q 緊張是否也會導致過敏症狀發作？

還記得醫學生時期，老師們在上到氣喘跟緊張之間的關係時，便會舉一個例子。在日據時代，有許多老師都必須遠渡重洋赴日求學，其中有些罹患氣喘的人在台灣有明顯的症狀，但是到了日本則不會出現症狀。隨著時間一久，有時返台途中甚至搭乘的船通過琉球時，便會開始擔心會出現氣喘的症狀，一緊張之下就真的導致氣喘發作，明顯就是因為緊張的關係導致過敏症狀的發作。小朋友日常生活中也會出現這種情形，就是在期中或是期末考期間有很多小朋友特別容易出現氣喘發作，也是因為情緒和緊張的關係。

臨床上也常觀察到，有些小朋友是因為考試等壓力而誘發氣喘發作，主要便是因為神經系統過度亢進而分泌出一些神經傳導物質，這些物質可能會直接作用在呼吸道或是皮膚，而引起過敏的症狀。

當然，這些神經傳導物質也可能影響到免疫系統，而造成免疫系統失調，進一步導致過敏症狀的發生。提醒家長，對這些患有氣喘的小朋友應該注意到他們情緒的控制，有些小朋友在極度緊張的情形下也會誘發氣喘發作，這點不要忽略掉了。

遺 傳．體 質

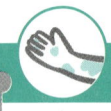

Q 為什麼以前罹患過敏疾病的人比較少？

接下來想必大家會有一個疑問，如果過敏疾病跟遺傳有密切的關係，那麼以前的人應該同樣具有過敏體質，為什麼罹患過敏疾病的人卻比現在少呢？我們之前提到體質常是多因子影響，而且跟環境因素關係密切，過敏體質也是如此。過敏的人口增多，主要還是要歸究於文明社會所帶來的環境改變。

環境改變對過敏的影響

1 居住環境改變
居住環境狹小、空氣污染嚴重與飲食習慣和內容的改變。由於都會區的建築物愈來愈密閉，而且大多使用空調，空氣流通差；再加上台灣的氣候溫暖、潮濕，特別有利於一些過敏原的滋生，再再都使得屋內的過敏原種類及濃度增加，更容易將過敏體質誘發出來。

2 污染日漸嚴重
空氣中所含有的臭氧、一氧化碳及二氧化硫等物質都可能使小朋友的氣管變得更敏感，而導致過敏病的發生率增加。

3 飲食西化

飲食內容中，炸油的使用次數及含量增加，會導致一些發炎物質如前列腺素等的增加，造成更嚴重的發炎反應。在台大小兒科與台大農化營養研究室合作的研究中，分別利用炸油及新鮮油來餵食小白鼠，結果發現：炸油組的老鼠會製造較高的免疫球蛋白E，而且一些發炎物質如前列腺素也都較新鮮組來得高，可見飲食內容的確會影響過敏疾病的發生及嚴重度。

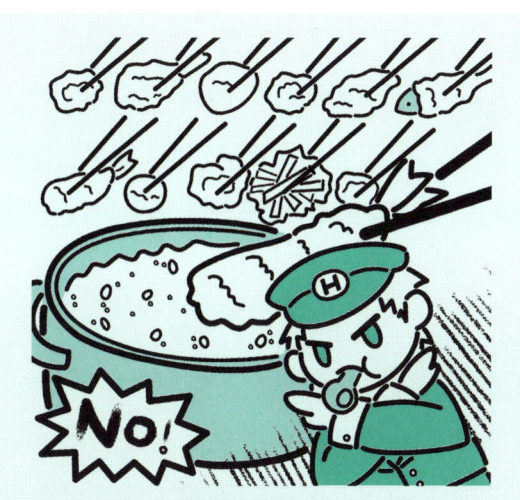

炸油的食物會導致發炎物質增加，造成孩子嚴重的發炎反應。

Q 過敏疾病會不會遺傳？是否會隔代遺傳？

過敏體質跟遺傳有顯著的關係，這一點由過敏病患者通常有家族史可以明顯地看出。依據我們的統計：

☑ 如果父母其中一人有過敏疾病時，則小朋友則約 1 / 3 的機會可能得到過敏疾病。

☑ 如果兩個人都罹患過敏疾病時，則小朋友得到過敏疾病的機會則高達 2 / 3。

由上述統計便可以看出，過敏疾病與遺傳有著非常密切的關係。另外，其他家族成員如祖父母有過敏疾病，則也會提高疾病的發生率。

此外，由目前的研究和觀察來看，這些年過敏疾病的急速增加，可能與環境的變化和飲食習慣有更重要的關係。所以如果家族中有過敏的病史，加上環境的改變，便可能會發展出過敏疾病。因此，如果真的有所謂「隔代遺傳」的情形，也應該是可能會發生的事情。

過敏與遺傳的關係

父母兩人有過敏疾病 → 小朋友則 2/3 過敏機率

父母其中一人有過敏疾病 → 小朋友則 1/3 過敏機率

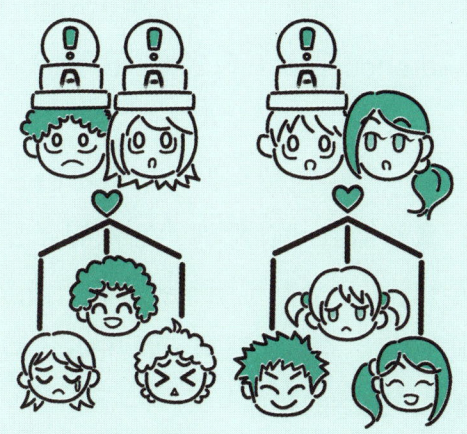

Q 哪些基因可能跟過敏疾病的發展有關？

由於過敏疾病有著非常明顯的家族遺傳背景，於是有相當多學者想進一步了解其遺傳的形式，初步的研究結果顯示：過敏體質可能跟第五對或是第十一對染色體有關。

進一步的研究又發現，第五對染色體涵蓋了許多淋巴介質，包括：IL-4、IL-3、IL-5、IL-9 及 IL-13 等基因。

我們知道過敏疾病發生與免疫球蛋白 E 有著極為密切的關係，而免疫球蛋白 E 的製造則與一些特定的淋巴介質，如 IL-4 或是 IL-13，密不可分。同時，在第五對染色體上也與 β2- 腎上腺素受體（β2-adrenoceptor）有關。

相對的，第十一對染色體則與免疫球蛋白 E 的受體有關，而受體的多寡則會影響到肥胖細胞受活化的程度。其他還有第十二、第六及第十四對染色體也有學者認為跟過敏疾病有關，第十二對染色體跟 IFN-γ 的基因有關，而 IFN-γ 與第一型 T 輔助細胞的產生有著非常密切的關係。

儘管如此，跟這些淋巴介質和受體相關的疾病相當廣泛，所以不容易找出一個單一基因的異常與過敏疾病的直接關係。台大小兒科取高危險群的嬰兒臍帶血檢查後發現，一些跟過敏相關的淋巴介質或是免疫球蛋白 E，比低危險群嬰兒來得高。由此可見，一些遺傳上的體質差異還是跟疾病的發作與否有著密切的關係。

此外，有些學者懷疑可能跟 HLA（human leukocyte antigen）有關，台大小兒科的研究發現，帶有 HLA-DQw2 的人患有氣喘病的頻率比一般人要來得高。但不同的國家的報告顯然

不同，因而結果仍然沒有定論；而 HLA 的基因則主要是由第六對染色體來負責。

而與 T 細胞受體的基因有關的第十四對染色體，也曾被提到與過敏疾病的發生有著密切的關係。過敏體質跟遺傳有著明顯的關係，這一點由過敏病患者通常有家族史可以明顯地看出。

Q 哪些人算異位性體質的高危險群？

我們將計算家族過敏分數（Family Allergy Score, FAS）的簡單公式列於表。

家族過敏分數的計算基本上是	經常發作	偶爾發作
❶ 爸爸、媽媽及兄弟姊妹（個別計分）	3 分	2 分
❷ 爸爸、媽媽及兄弟姊妹（個別計分）	2 分	1 分
總計	如果分數加起來超過 4 分，就表示有過敏高危險群。	

引起的症狀包括	
❶ 呼吸道症狀	・**氣喘**：呼吸困難、出現咻咻呼吸喘鳴聲、胸悶、慢性咳嗽
	・**過敏性鼻炎**：打噴嚏、流鼻水、鼻癢和鼻塞
❷ 過敏性結膜炎	眼睛癢、眨眼、紅眼和灼熱感
❸ 腸胃系統過敏	因食物引起噁心、嘔吐、腹瀉、腹痛和腸絞痛
❹ 皮膚系統	・**異位性皮膚炎**：反覆性特定部位慢性濕疹、皮膚粗糙
	・**蕁麻疹**：風疹塊

Q 如果過敏體質會遺傳，則母親的影響較大，還是父親？

　　目前已經有研究顯示，小朋友會不會遺傳到過敏體質，甚至最後是否會得到過敏性疾病，似乎來自母親的因素較高。研究指出，小朋友出生後是否會發展出過敏疾病，與臍帶血和母親血中 IgE 濃度有著密切的相關性，與父親的相關指標較無關。

　　由研究結果來看，基本上也是有其道理，因為在懷孕期間母親的過敏體質也會變得更明顯。目前的研究顯示，雖然過敏疾病有著明顯的遺傳傾向，但是母親的因素還是遠比父親來得明顯，顯示媽媽在懷孕期間所經歷的事物，對小朋友未來會不會產生過敏疾病將有著重要的影響。

　　因為媽媽懷孕時如果過敏體質或是過敏疾病發作，可能會產生一些與過敏相關的物質，而這些物質有可能會通過胎盤而影響到小寶寶過敏疾病的發展，所以媽媽對小寶寶過敏疾病發生的影響較為重要可能是因為上述的因素。

> **Q** 懷孕時應該注意哪些事，
> 才能降低寶寶未來發展出過敏疾病的可能？

因為如果媽媽在懷孕階段過敏疾病的症狀愈嚴重，便愈可能會產生一些與過敏相關的物質，而進一步影響到胎兒。同時，懷孕時因為女性荷爾蒙的關係，會讓體內的免疫反應偏向第二型，所以通常懷孕婦女的過敏症狀都會變得更嚴重。

媽媽在孕期如果出現過敏症狀時，還是需要適當地使用藥物來加以控制，尤其是氣喘發作時，使用一些吸入性類固醇或是短期的口服類固醇，基本上對胎兒不會有影響。

> **Q** 患有過敏疾病的媽媽在懷孕及哺乳期間，
> 該如何注意飲食？

目前有關預防過敏疾病發生的觀念，已經由小寶寶身上更進一步推前到母親懷孕的階段，尤其是本身就有過敏疾病的媽媽，在懷孕時可能就需要特別注意飲食。

那究竟媽媽在懷孕時需要注意哪些飲食，或是有哪些飲食對預防小寶寶出生後發展出過敏疾病有幫助？

最近的研究已經發現，媽媽在懷孕時還是需要注意營養均衡，不能偏食。那到底有哪些食物在懷孕及哺乳時要避免呢？依照目前的研究結果發現：

✅ 花生和堅果類的食物在媽媽吃下去後，其消化的胜肽還是有可能會通過胎盤和母乳到小寶寶身上而造成致敏，所以還是會建議，在懷孕和哺乳期間不要食用太多的花生和堅果類。

✅ 其他的飲食如牛奶、蛋和海鮮等，還是需要適量攝取，因為媽媽在哺乳期間如果飲食中營養素缺乏，營養不足才是真正導致小寶寶過敏疾病增加的原因。

因此，如果媽媽沒有對特定食物過敏，在懷孕期間不需要特別避免哪些食材。

筆記

PART 3

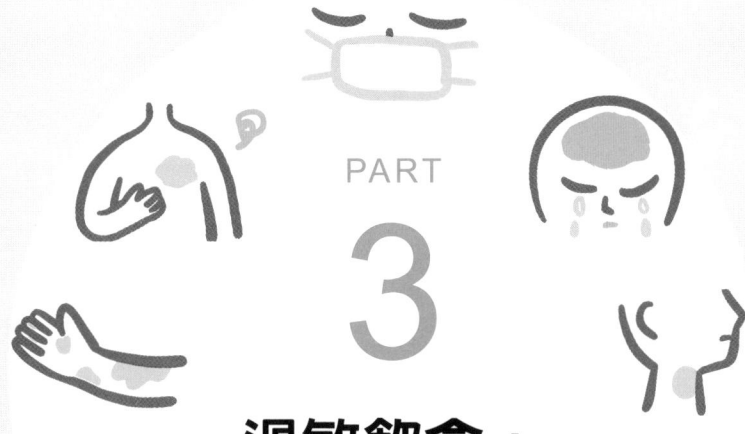

過敏飲食：
怎麼吃，
對改善過敏才有幫助？

乳製品

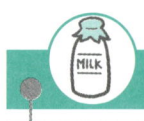

Q 什麼是所謂的「口服耐受性」？

免疫系統的基本表現就是：會對外來不認識的抗原包括蛋白質和微生物等產生免疫反應，理論上也應該對我們吃進去的食物產生免疫反應才對。

但是這些吃進去的食物主要是要當作我們營養的來源，所以對這些食物產生免疫反應其實是有點浪費身體的能源，因此，我們的免疫系統演生出一個有趣的機轉，就是對由口腔進入的大量外來抗原會產生「不反應性」，就是所謂的「口服耐受性」。

Q 哺餵母乳是否對有過敏體質的小寶寶有幫助？

過敏性疾病的最佳治療是避免其發生，所以對那些高危險群的嬰孩來說，最好是從小開始注意。

食物引起的過敏反應表現

嬰兒期

主要是以異位性皮膚炎的表現為主
嬰兒期的異位性皮膚炎隨著年紀增加，攝取的食物種類和量增加後會逐漸誘發出口服耐受性，疾病本身也會慢慢改善。

成人期

主要是以蕁麻疹為主
出現食物過敏時由於已經過了口服耐受性的發展期，所以通常都是因為體質上免疫調節有問題而造成，可能較不容易經由少量攝食而誘發耐受性。在成人會容易造成過敏問題的花生、蛋和有殼的海鮮，如過敏可能還是以避免攝食的方式最好。

嬰兒時期由於腸道的滲透性較高，且嬰兒本身還無法分泌免疫球蛋白 A（IgA），所以食物中的過敏原便很容易通過腸道而進入體內。早在 1936 年就有報告指出，餵母奶的小孩比餵配方奶的嬰孩發生皮疹的機會要來得低，主要是因為母親初乳的免疫球蛋白 A 可以幫助對抗由腸道進入的病原體和過敏原，而且也不會有配方奶中的過敏原。

然而，在目前的工商社會中，職業婦女增加是不可避免的事實，由於工作的關係使得國內餵母奶的比例逐漸降低，但是我們仍然必須強調母奶的重要性，建議至少在小寶寶出生後的 2 個月內，還是盡可能餵食母乳。

最近的研究顯示，母親在懷孕和哺乳期間如果有嚴重的過敏病發作，則小寶寶體內過敏抗體會較一般小寶寶來得高，以後出現過敏疾病的機會也較高。通常跟食物過敏較有關的過敏性疾病為異位性皮膚炎，而小寶寶是最常見到異位性皮膚炎發作的族群，顯示小寶寶的皮膚過敏跟飲食還是有著相當密切的關係。

江醫師 過敏聊一聊

牛奶中的過敏原

牛奶中有四種主要的蛋白質，包括：β-乳球蛋白、γ-球蛋白、乳白蛋白和酪蛋白。其中以酪蛋白為主，占了牛奶蛋白的百分之80%，而其他20%則為乳清蛋白。國外的研究發現，其中以 β-乳球蛋白和酪蛋白為較常見的兩個過敏原，利用皮膚試驗也發現——乳球蛋白是一個最具有抗原能力的蛋白質。

根據國外的統計，2歲以下的幼兒食物過敏中，牛奶過敏約占了 2～4%，而對蛋白過敏則約為 5%。

國內也有奶粉公司推出低過敏奶粉，台大小兒科利用此種奶粉對高危險群新生兒進行研究，發現可以減少和延緩過敏疾病，尤其是異位性濕疹的發生。總合來說，嬰兒時期的飲食可能跟過敏疾病的皮膚症狀有著較密切的關係，所以如果小寶寶出現異位性皮膚炎的症狀時，應該特別注意飲食的改善。

Q 過敏兒的飲食該怎麼注意，從嬰兒期就注意飲食是否可改善？

一般而言，如果能夠在嬰兒期這段期間避免食用食物過敏原，異位性皮膚炎的症狀便可能消失。因此，對患有異位性皮膚炎的小朋友，我們會建議，在嬰兒階段最好餵食母乳，否則便食用水解奶粉直到 1 歲以後。

在開始餵食副食品的期間，最好先避免一些容易引起過敏的食物，包括：

☑ **有殼的海鮮**：如蝦子、龍蝦、螃蟹、牡蠣、蛤蜊、干貝、鮑魚等都是容易引起過敏的一些食物。

☑ **核果類**：有些人則是對一些核果類過敏。

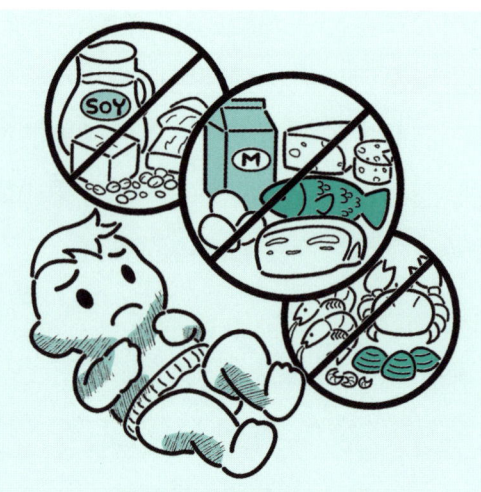

已出現異位性皮膚炎的寶寶，應避免食用蛋白、大豆製品和帶殼海鮮。

✅ **水果過敏**：少數人則是對水果過敏，其中包括草莓、奇異果或是芒果等。

但是副食品的添加對小寶寶的免疫調控能力和口服耐受性的發展有很重要的影響，所以現在我們建議：小寶寶在 4 個半月大時便開始給予副食品，至於副食品餵食的種類和順序可以參考另外一本拙作《戒抓，告別異位性皮膚炎（暢銷修訂版）》。

Q 有家族史的高危險群寶寶，嬰兒期應該怎麼做，才能降低過敏？

由資料來看，過敏體質具有相當高的遺傳傾向，基本上我們無法避免而且也無從阻斷。唯一較可行的是避免環境中的危險因子，如改善家中的環境、避免空氣污染持續惡化和注意飲食內容等，都可以使過敏疾病的發生率減少。

針對高危險群，也就是家族中如果祖父母、父母和兄弟姊妹有過敏疾病的小寶寶，飲食應該特別注意：

☑ **0～6個月**：媽媽在小寶寶出生後應儘可能親自哺乳，尤其是小寶寶已經出現異位性皮膚炎，而又無法餵食母乳時則應該考慮使用低過敏奶粉。例如：水解奶粉，分成全水解和半水解奶粉。

☑ **6～12個月**：已出現異位性皮膚炎的寶寶在添加副食品時，也要特別注意，對於一些較可能的過敏食物，例如：蛋白、帶殼海鮮，如蝦、蛤蜊、螃蟹、牡蠣等也應該加以注意。如果能對這些後天的環境因素加以注意，也許可以減低過敏體質的表現。

過敏兒飲食重點

0～6個月	・媽媽在小寶寶出生後應儘可能親自哺乳。 ・哺乳媽注意飲食，避免過敏食物。 ・無法餵食母乳時則應該考慮使用低過敏奶粉。 ・哺餵母乳仍出現過敏時則哺餵低過敏的水解蛋白配方。 ・4個月大時餵食副食品減少奶量攝取。
6～12個月 副食品	・米類先於麵粉類。 ・葉菜類先於根莖類。 ・豬肉先於雞肉和牛肉 ・有殼海鮮、蛋、堅果最後。 ・芒果、奇異果、草莓先避吃。
1歲以上	・避免高油高熱量的致發炎食物。 ・攝取天然的抗氧化物。

Q 全水解奶粉和半水解奶粉在使用上有何不同？

奶粉蛋白會因其水解程度的分子量大小分成：全水解和半水解，而在過敏疾病的預防上，現在建議是使用半水解奶粉。

研究顯示，在口服耐受性的誘導上，半水解奶粉的效果比全水解奶粉來得好。

全水解奶粉和半水解奶粉的主要差別在於：利用酵素分解蛋白的程度。在誘發口服性耐受性時研究發現，如果要得到較好的效果，還是需要有一定的蛋白質結構，所以分子量也不能太小，反而是半水解奶粉可以得到較好的效果。

目前全水解奶粉主要是用來治療嚴重的腹瀉，和已經診斷確定對牛奶過敏而會引起腸胃症狀，和已經食用半水解奶粉，但異位性皮膚炎仍然無法改善的小朋友。

水解奶粉分全水解／半水解

全水解：主要是用來治療嚴重牛奶過敏引起的腹瀉，而一般用在過敏疾病預防的低過敏奶粉主要是指半水解奶粉。

半水解：又稱為適度水解配方奶粉，因為半水解處理後牛奶蛋白的分子量會降低，比較不會引起過敏的免疫反應。

> **Q** 如果寶寶食用半水解的低過敏奶粉，
> 會不會影響其身高和成長？

很多爸媽擔心：半水解的奶粉會不會破壞奶粉中的營養成分，使小寶寶營養不良導致生長會受到影響？目前的研究報告指出，半水解奶粉雖然經過酵素分解讓蛋白質的分子量變小，但是基本上營養成分並不會受到影響，所以食用半水解奶粉的小朋友，其成長曲線跟食用一般奶粉的小朋友沒有差異。

如果因為嚴重異位性皮膚炎而使用半水解奶粉當作主要食物的小朋友，家長也不必擔心其生長發育會受到影響。

> **Q** 如果寶寶喝牛奶導致異位性皮膚炎，
> 改喝羊奶或是豆奶是否更佳？

在討論這個問題前，還是需要再回到「口服耐受性」。基本上，免疫細胞會對外來不認識的抗原產生免疫反應，而且免疫反應的產生與蛋白質的分子量大小也有關係。

這也是為何目前有各家廠牌的低過敏奶粉，都是利用酵素水解的方式來將奶粉中的蛋白分子量變小，進而達到減少免疫反應發生的效果。

因此，要降低奶粉對小朋友致敏的效果與奶粉的來源無關，而是與奶粉中蛋白質分子量的大小較有關；所以即使要更換成羊奶或是豆奶，也建議需要食用水解的羊奶和豆奶，才能夠真正地避免過敏的發生。

Q 喝羊奶是否能夠治療或預防過敏疾病？

在傳統醫學的觀念中認為，羊奶可以治療或是預防過敏疾病，尤其是咳嗽的改善，所以這幾年在台灣羊奶似乎變得相當流行，甚至連嬰兒羊奶粉也相當盛行。但是可能還是請爸媽注意，牛奶引起的異位性皮膚炎無法因為改食用羊奶而得到改善，主要是因為奶粉會引起過敏，是因為奶粉蛋白分子量較高的關係。

因此，如果要降低異位性皮膚炎的發生，可能也需要喝半水解羊奶才會有效。至於在中醫的觀念中，羊奶對咳嗽會有改善的作用，但是真正的效果，還是需要有更多的臨床研究數據來支持，才能夠有結論。

> **Q 寶寶若喝含有乳糖的奶粉會出現腹瀉等症狀，是不是過敏？**

有部分的小寶寶因為體內的乳糖酶缺乏，所以會產生乳糖不耐症，由於牛奶中含有乳糖，所以這些小寶寶在食用含乳糖的牛奶時就會導致包括：腹脹、腹痛、排氣、腹瀉和嘔吐等不良的副作用。

基本上，乳糖不耐症在成人的發生率是要比小寶寶來得高，但是仍然可以在一些小朋友身上看到這些症狀。

乳糖不耐症與牛奶過敏基本上沒有相關，所以乳糖不耐症的患者改喝不含乳糖的奶粉其症狀就會改善。但是，對牛奶蛋白過敏的人，並不會因為食用無乳糖的奶粉就改善症狀，這點要特別留意。

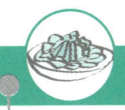

日常飲食

Q 已出現過敏症狀的小朋友，在飲食上應該如何注意？

已經患有過敏疾病的小朋友在飲食上又應該注意什麼呢？通常有幾樣食物我們會建議在小朋友過敏疾病控制還不是良好之前，最好要避免。其中包括：冰冷的食物、高油及高熱量的食物，尤其是高炸油的食物，最好都加以避免。究竟這些食物會造成哪些不良的影響呢？

過敏兒應注意的2類飲食

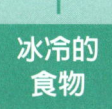

1 冰冷的食物

過冷的食物由於容易刺激小朋友的氣管及黏膜，所以吃了就容易咳個不停，甚至連打噴嚏、流鼻水等症狀都會出現。為什麼吃了冰冷的飲食會造成如此嚴重的症狀呢？主要的原因是，因為過敏疾病的發生除了有所謂的外因性過敏外，還有所謂的內因性過敏。

・**外因性過敏**：指對存在環境中的過敏原出現過敏的症狀。

・**內因性過敏**：因體內神經系統或是內分泌系統的過度反應，分泌出一些會導致氣管收縮的物質而誘發過敏症狀出現；也是因為有這類的內因性成分，所以氣喘病患童可能因為一些因素，例如：冷熱空氣的變化、奇怪的味道、過高的濕度或是緊張等，造成症狀發作。

> **2 高油、高熱量的食物**

至於高熱量及高油含量的食物我們也建議加以避免。其實這幾年來由於國人飲食生活習慣逐漸西化，而一般食物的油量及熱量的成分也逐漸提高，也使得一些疾病的形式也有改變的趨勢。

最明顯的例子便是心臟血管疾病的增加。另外，如乳癌及大腸癌的發生率也有逐年升高的趨勢，而這兩種癌症的發生已知跟飲食中油脂的高低及纖維質含量多寡有著密切的關係。

同時，我們自己的研究也指出，高油及高熱量的飲食的確會讓動物體內的發炎物質增加，一旦發生如過敏疾病等發炎反應時，則容易出現較嚴重的症狀，所以我們並不建議過敏疾病患童攝食過量的高油及高熱量食物。

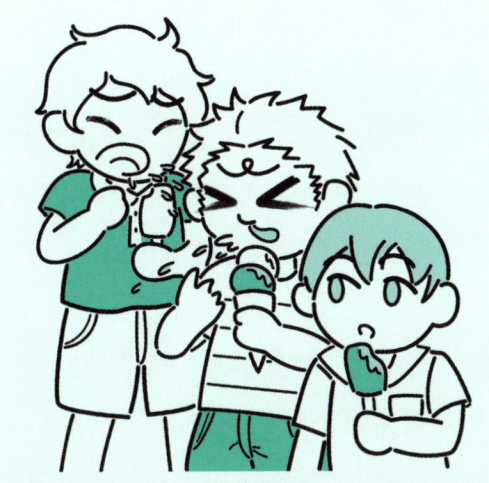

冰冷的食物易刺激小朋友的氣管及黏膜，導致咳個不停，或是打噴嚏及流鼻水。

Q 哪些食物可能對改善過敏疾病有幫助？

上述提到的都是如何避免可能會導致過敏疾病的因素，接下來談談有那些飲食可能有助過敏疾病患童的症狀改善。

最近坊間有不少健康食品強調具有抗氧化的作用，主要是因為近年來由於生活環境逐漸惡化，隨著工廠和汽車增加導致空氣污染加重，再加上飲食內油炸食物的含量增加；這些環境和飲食因素都造成自由基增加，這類自由基會造成身體組織的破壞和細胞的死亡，而導致發炎反應。

目前市面上出現相當多種的健康食品及飲料，加入一些所謂的抗氧化劑，來降低這些環境中自由基的傷害。其中最為大家熟悉的產物包括：β-胡蘿蔔素、維生素 C、E 和 SOD（superoxide dismutase）等；有一些動物研究顯示，這些健康食品可以降低自由基的產生，而降低自由基對組織的破壞。

☑ **β-胡蘿蔔素**：我在前面已經為大家介紹過 β-胡蘿蔔素。因為牛奶中的胡蘿蔔素低於母奶，所以有好幾家奶粉公司已經在嬰幼兒的奶粉內添加 β-胡蘿蔔素。

☑ **維生素 C**：在綠色蔬菜及水果內的含量相當高，所以應該儘可能鼓勵小朋友攝取。

☑ **維生素 E**：在小朋友使用得較少，主要是因為維生素 E 本身除了抗氧化的作用外，對生育能力也有其影響，所以在成人身上服用的高劑量維生素 E，在小朋友並不建議。

☑ **特定油脂**：特定的油脂包括：一些深海魚油和卵磷脂等在市面上也相當常見。深海魚油主要是含有 DHA（docosahexaenoic acid）和 EPA（eicosapentanoic acid）等不飽和脂肪酸，而這類的深海魚油已經知道可以降低體內發炎物

質的產生，所以對過敏疾病的改善有相當重要的影響。

但必須強調，我們目前得到的一些研究實驗結果，大部分是在動物的研究上所得到的。此同時，深海魚油除了上述的功能外，也可以加強包括 SOD 抗氧化媒，也具有上述可以經由降低自由基破壞的功能。基於此，深海魚其實是相當不錯的一種食物，它提供品質最好的蛋白質和脂肪酸。

江醫師 過敏聊一聊

深海魚是否會有汞過量及金屬污染的問題？

有些爸媽會擔心深海魚是否會有汞含量過高的問題，基本上，如果是以日常的飲食情形，每週 2～3 餐的頻率，是不必特別擔心汞過量和囤積而影響健康。

此外，深海魚油是否會有重金屬污染的問題？之前消費者基金會有針對市面上的深海魚油做過一些檢測，也可以參考一下。這幾年素食的人口愈來愈多，而植物性的 w3 脂肪酸也可以由亞麻仁油、芥花油或藻油等來攝取。目前建議的攝取量，成人大約每天 700～800 毫克，孩童則是 350～400 毫克/每天。

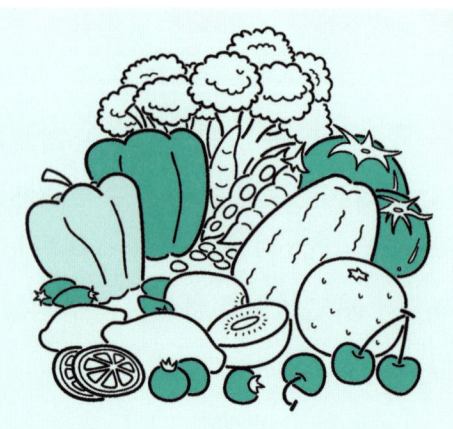

含有豐富的維生素 C 的食物，綠色蔬菜及水果。

Q 添加維生素 D 對改善免疫疾病有幫助，是否有臨床證據支持？

這幾年有關維生素 D_3 與過敏疾病之間的研究可說是相當熱門，有相當多的研究顯示，維生素 D_3 與免疫調節有關。許多進一步的研究也顯示，維生素 D_3 的濃度與過敏疾病的發生和嚴重度有關。

目前的研究顯示，維生素 D_3 的添加也可以降低成人中度和重度患者的臨床症狀，但是媽媽在懷孕期間補充維生素 D_3，是

否能夠降低小寶寶出生後發展出過敏疾病的機會,目前的研究結果還不是很確定,可能需要更多的研究來證實。

由於維生素 D_3 已經被證實與免疫調控有關,加上現代人接受日曬的時間愈來愈短,所以適當地補充維生素 D_3,對過敏疾病的調控還是有幫助。

Q 食物中的海鮮過敏原包括哪些? 是不是所有的海鮮都會引起過敏?

目前已知的海鮮過敏原主要是一些有殼海鮮,包括:龍蝦、蝦子、螃蟹、鮑魚、干貝、蛤蜊和牡蠣等海產,這些有殼海鮮肌肉內的一個蛋白──tropomyosin,即是主要過敏原。也就是說,如果小朋友對其中一種海產過敏,則對其他海產出現交叉反應(cross reaction)的機會也相當高。

同時,我們發現,有殼海鮮過敏,可能也與新鮮度或是煮食的處理過程有關,如較不新鮮的海產或是油炸過的海產,都較容易導致過敏的症狀。父母如果觀察到小朋友有這樣的情形,也應該特別注意,在生活中避免食用不新鮮或油炸海產。

若要診斷食物過敏，可以借助抽血或是皮膚試驗的方法來找出過敏原，但是如果要確定診斷，可能需要食用可能的食物過敏原後再觀察臨床表現，才能作確切的最後診斷。

Q 為什麼食物過敏的症狀與腸道和皮膚較有關？

食物過敏的症狀通常發生在皮膚或是腸胃道，例如：

Point 1 嬰兒期
小朋友的食物過敏在嬰兒期主要是導致異位性皮膚炎。

Point 2 成人
長大後成人的食物過敏則是以蕁麻疹來表現。

會出現這樣的情形主要是因為研究已經發現，皮膚和腸道的免疫細胞基本上是屬於同一群循環的免疫細胞，也就是這群經過腸道黏膜的免疫細胞也會經過皮膚的淋巴系統（統稱為黏膜皮膚淋巴組織），因此由腸道進入的過敏原，除了在腸道黏膜跟免疫細胞作用後也會跑到皮膚來作用，所以腸道過敏原主要引起的過敏反應會與腸道和皮膚的表現相關。

江醫師 過敏聊一聊

深海魚對降低過敏炎反應有助益

許多父母有一個觀念，就是認為所有的海產對過敏疾病都不好，所以連魚肉也都不加以攝取。其實，通常小朋友容易過敏的海鮮是指那些有殼的海鮮，如蝦子、螃蟹、蛤蜊、牡蠣及干貝等。

這裡反而要提醒大家：一些深海魚如鱈魚、鮭魚或是鮪魚等海產由於其脂肪酸主要是Omega-3不飽和脂肪酸，含有較高量的DHA（docosahexaenoic acid）和EPA（eicosapentaneoic acid），都可以提供相當好的蛋白質及魚油的來源，反而對降低過敏的發炎反應有助益，所以其實不需要避免，應該還是鼓勵小朋友們攝食才是。

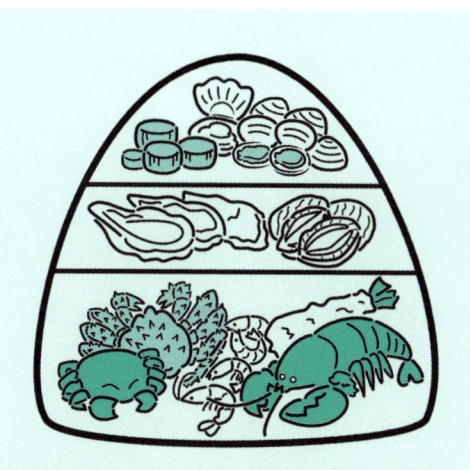

海鮮過敏原主要是一些有殼海鮮，包括龍蝦、蝦子、螃蟹、鮑魚、干貝、蛤蜊和牡蠣等。

Q 食物過敏要如何確定診斷？

有關食物過敏診斷的黃金準則還是要根據：吃了特定食物後會不會產生症狀來進行診斷；一般在門診所進行的抽血檢查食物過敏原，對食物過敏的診斷只是一個參考。

食物過敏還是需要「食物挑戰測試（food challenge test）」，就是請患者食用懷疑過敏的食物，再觀察是否會出現食物過敏的症狀，包括：蕁麻疹、血管性水腫、過敏性休克和腸胃道不適等症狀，才可以確定診斷。由於這種食物挑戰測試也可能會導致過敏性休克，所以一定要在醫院和醫護人員在旁時才能夠進行。

Q 平常吃蝦和螃蟹都沒有出現過敏，為何某次吃了蝦就出現症狀？

食物過敏時常會有爸媽在門診問到這個問題，平常吃蝦都好好的，為何昨天晚上吃到一些含有蝦的食物就出現嚴重蕁麻疹，且嘴唇和眼睛四周也都出現血管性水腫。

主要的原因是：食物會引起過敏反應有時會與食物中蛋白質的變質有關，也就是原本吃的是新鮮的有殼海鮮，則不會出現任何過敏的症狀，一旦食物不新鮮或是經油炸過，導致蛋白質變性，那麼這些變性的蛋白質就容易引起過敏反應。

　　因此，在食用這些較容易引起過敏的有殼海鮮時，還是要盡量新鮮，烹煮的方法也不要太過於複雜。

Q 藥物過敏要如何檢查，出現藥物過敏時怎麼辦？

　　藥物過敏的主要症狀可能還是以蕁麻疹為主，可能會在服用一些如抗生素或是退燒藥之類的藥物後便出現全身性的皮疹，癢得非常難受。

　　所謂的蕁麻疹是剛開始在身上出現小紅點，有相當嚴重的癢感，如果去抓時紅點便會擴大，甚至會一整片皮膚都紅腫浮起來，就是我們一般所稱的「風疹塊」。

一旦出現蕁麻疹，最好是儘早處理，可以利用注射及服用抗組織胺來達到控制的目的，當然偶爾一些較嚴重的病例可能須要使用幾天的類固醇。

　　有一個很重要的原則：不要讓疾病拖長演變成所謂慢性或是亞急性蕁麻疹，屆時就會不易治療。

　　如果要確定藥物過敏的診斷，可能須要利用已知的藥物來進行皮膚試驗，或是在醫護人員監測之下讓患者使用懷疑的過敏藥物，才能確定診斷。

　　當然藥物過敏引起的過敏也可能以急性的過敏性休克來表現，患者在注射如盤尼西林之類的抗生素時便產生急性過敏，導致全身性的血管擴張而出現休克。這類急性的過敏性休克患者如果不加以及時救治，可能會因此而喪失寶貴的生命。

Q 國外常出現吃花生導致死亡的案例，究竟是發生什麼事？

經常在國外的新聞、電影或是電視上看到有人因為吃花生而導致過敏性休克，甚至喪失了性命，究竟是什麼原因導致致命呢？

主要是因為：花生和堅果的過敏會導致黏膜的過敏反應，如果影響到喉頭導致水腫則會影響到呼吸道致使呼吸困難，甚至血壓也會下降而造成休克，最終導致不幸喪生的情形。

由於這類的過敏性休克都是在接觸過敏原後，短時間內就出現症狀，所以需要馬上就醫治療才能夠在第一時間搶救回來。市面上有腎上腺素的單次使用筆型針劑，這些會出現過敏性休克的患者還是建議需要隨身攜帶這類筆型針劑的腎上腺素，一旦出現過敏性休克的徵狀就需要馬上注射，才不會出現危險。

筆記

PART

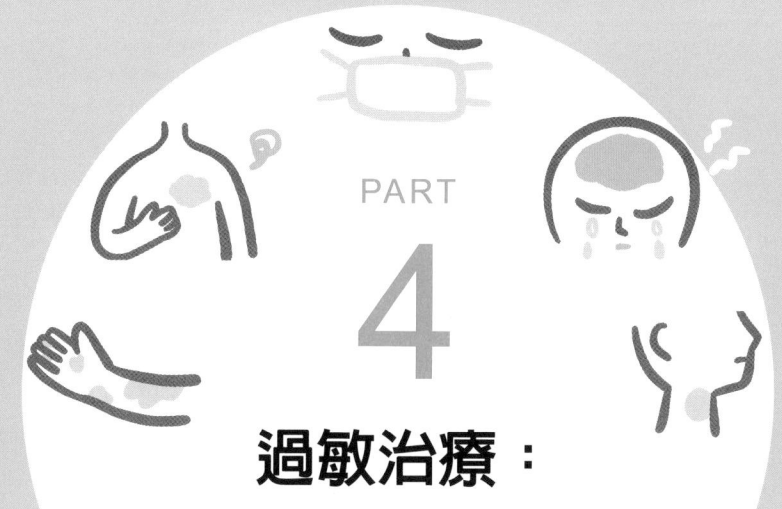

4

過敏治療：

過敏需要吃藥嗎？
該怎麼控制呢？

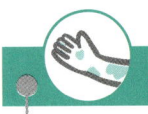

生活控制

Q 過敏疾病在生活中應該如何控制？

我們認為要治療過敏疾病應該要從下面幾方面來配合，包括：

1 居家環境過敏原的控制　過敏疾病主要還是因為與過敏原接觸所引起，所以如果能夠在環境中減少與過敏原接觸，便能夠降低過敏疾病發作的機會及嚴重度。

按照目前的研究報告顯示，家中的灰塵中，每克約含有200～500隻的塵蟎，而幾乎是一年到頭都有，顯示台灣地區的過敏原含量的確是相當高。此外，還是要提醒大家，有相當多的過敏原其實是塵蟎的排泄物或是分泌物，故仍需搭配吸塵器的使用效果較佳。

預防過敏疾病最好的方法就是：

☑ 避免與過敏原接觸，家中最好不要有地毯或是飼養寵物。

✅ 最好經常利用吸塵器來清潔那些塵蟎特別容易生長的地方，包括：床墊下、地毯、窗簾等。

✅ 將塵蟎殺死後，還是要利用吸塵器來加以清掃，才能夠真正地將過敏原清除乾淨。

✅ 如果家裡需要進行大掃除，也最好避免灰塵過於飛揚或戴口罩。

✅ 在季節變換之際，由儲藏處將棉被、被單或衣服取出時，最好在使用前先晒晒太陽；或是利用熱水將這些床單、被單和衣服先行處理過，因為塵蟎怕高溫，約 52°C 左右的水溫便足以將其殺死；有些媽媽會使用烘被機來處理，這樣的溫度也是可以除去塵蟎。

✅ 台灣位於亞熱帶，所以氣候特別潮濕，如果適當地使用除濕機（除濕至 50～60%）和空氣清淨機，對降低屋內的過敏原也會有改善的效果。

2 飲食的注意事項

已經患有過敏疾病的小朋友在飲食上又應該注意什麼呢？通常有幾樣食物我們會建議，小朋友在過敏疾病控制還不是良好之前最好要避免，包括：冰冷的食物、高油及高熱量的食物，尤其是高炸油的食物，最好加以避免。

過敏兒應避免攝取的食物

1 冰冷的食物

由於容易刺激小朋友的氣管及黏膜，一旦吃了過冷的食物就容易咳個不停，或是打噴嚏及流鼻水等症狀便都出現。此外，氣喘病患童可能因為一些因素，例如：冷熱空氣的變化、奇怪的味道、過高的濕度或是緊張等而造成症狀的發作。

2 高熱量、高油含量的食物

建議加以避免。其實在這幾年來由於國人飲食的生活習慣逐漸西化，而國人一般食物的油量及熱量的成分也逐漸提高，也使得一些疾病的形式也有改變的趨勢。最明顯的例子便是心臟血管疾病的增加，另外，如乳癌及大腸癌的發生率也有逐年升高的趨勢，而這兩種癌症的發生已經知道跟飲食內油脂的高低及纖維質含量多寡有著密切的關係。

同時，我們團隊的研究也指出，高油及高熱量的飲食的確會讓動物體內的發炎物質增加，一旦發生如過敏疾病等發炎反應時，則容易出現較嚴重的症狀，所以不建議過敏疾病患童攝食過量的高油及高熱量的食物。

3 適度的運動

通常我們還是會鼓勵小朋友儘可能在日常生活中有適度的運動習慣，其中又以游泳最推薦，主要的原因是因為游泳能夠增加小朋友的肺活量，同時又能夠讓小朋友接觸到室溫的水溫；久而久之，也許能夠改善整個肺功能，讓小朋友對溫度的變化不至於過於敏感。

也許經常聽到醫師告訴氣喘的小朋友應該去游泳，游泳對過敏疾病有什麼助益？其實游泳對患有過敏疾病的小朋友大約有兩種好處：

適度運動的好處

好處 1　適應較為冷的水溫

經由游泳可以讓小朋友們更為適應水溫。如果小朋友們能夠適應這些較冷的水溫後，也許在未來對冷熱空氣的變化就比較不會那麼敏感。如果我們將過敏原的注射當成是一種減敏治療，那麼經由游泳來降低對冷空氣的過敏，也可以當成是一種對冷空氣的減敏治療。

好處 2　訓練肺活量

更重要的，游泳可以訓練小朋友的肺活量，一旦肺活量改善則小朋友即使出現些微的氣喘發作也不會造成過於嚴重的症狀。

江醫師 過敏聊一聊

游泳注意事項

由以上兩點好處，我們還是極力推薦小朋友應該要學會游泳，對過敏性鼻炎和氣喘都會有幫助。只是要提醒家長，由於目前的游泳池大都會添加一些清潔劑，所以小朋友剛開始下水時可能會出現不適應的症狀，建議可以先使用一些鼻噴劑或是吸入性藥物，讓小朋友先適應一段時間，再慢慢減少劑量。

過敏藥物

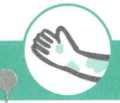

Q 過敏該如何透過藥物及免疫治療改善？

目前應用在過敏疾病的藥物已經可以說相當不少，如果我們依照前面跟大家提到的病理機轉來看，主要藥物的作用還是在抑制過敏疾病所引起的發炎反應；大部分氣喘病的藥物治療都是支持性的，如抗組織胺、氣管擴張劑，甚或者類固醇之類的藥物。

氣喘病的支持性藥物

1 抗組織胺
在所謂早期的發炎反應時，較常使用的藥物包括：抗組織胺，和抑制肥大細胞釋放發炎物質顆粒的藥物。

2 氣管擴張劑
如果已經有氣管收縮的症狀出現時，可能就需要加上氣管擴張劑的使用。

3 吸入性類固醇
但如果疾病的病程進入到晚期的發炎反應時，因為這個階段已經有相當多的發炎細胞聚集，可能就必須使用吸入性類固醇才能改善症狀了。大多數的家長對類固醇可能心存恐懼，但其實類固醇是一個相當好的藥物，只要不長期使用或是濫用，基本上副作用也不太大。

- **低劑量類固醇**：目前使用的類固醇主要還是較低劑量的吸入性類固醇，吸入性類固醇由於劑量不高，所以即使長期使用也很少導致副作用，尤其是在成年人，長期使用上 5 年以上也不會有太多的副作用產生。

- **中劑量類固醇**：如果小朋友使用到中劑量，持續數個月以上則可能會影響到骨頭的生長，還是應該稍加注意。因此，最近衛生署才要求相關廠商在產品註明吸入性類固醇與生長之間的關係；但吸入性類固醇的劑量還是相當低，如果小朋友能在使用這類吸入性類固醇後記得漱口，除了可以降低口腔內的念珠菌感染外，也可以減少不必要的攝取。

- **注意事項**：最近由於學術界與產業界不斷的努力，預期將會有更多的新產品，這類的新產品會更強調局部的作用，而降低全身性的副作用，應該能夠讓過敏病的患童更放心使用。

此外，由於吸入性類固醇在平常也是當成一種保養的藥物來使用，所以在氣候較穩定及小朋友沒有症狀的時期也可以考慮暫時休息，個人的意見還是認為「最好的藥就是沒有藥」，如果能夠停藥時就應該讓小朋友休息一下。

4 減敏治療

減敏治療（immunotherapy, hyposensitization）也為患者也帶來一些相當不錯的效果。由於減敏治療所需要的時間較長，至少在 2 年內，小朋友必須要非常有耐心地例行回來門診接受注射治療，同時偶而也會產生一些副作用，所以並不是所有的小朋友都建議接受這些治療。

・**副作用**：皮下減敏治療的主要副作用包括：皮膚紅腫、蕁麻疹，甚至會誘發氣喘或是過敏性休克等症狀，需要馬上給予藥物或是氧氣治療，所以還是需要在醫院內進行。

・**使用對象**：目前建議進行減敏治療的小朋友通常都是已經接受其他的治療一段時間後，仍然會經常發作，如每個月至少發作一次或是 1 年發作 5 次以上，再加上主要的過敏原為塵蟎時，才會建議進行減敏治療。

・**方法**：減敏治療的方法是：將患者最常見的過敏原注射入其皮內，然後逐漸增加其劑量。減敏治療能夠改變氣喘患者的免疫反應，讓原本相當高的過敏抗體逐漸下降，而且發炎物質的製造也會跟著降低。

由於進行減敏療法時，注射過敏原後有非常少數的患者會出現症狀，所以通常要求在經過訓練的過敏專科醫師門診進行較好，注射後也應該在診間觀察上 15 至 30 分鐘再離開醫院。

· 注意事項：要提醒大家，通常這種經由皮膚的減敏治療對同時患有異位性皮膚炎的小朋友較不合適，因為在接受減敏治療的過程中反而會加重異位性皮膚炎的症狀。

· 效果：減敏治療對氣喘改善的效果通常會比過敏性鼻炎來得好，所以常有許多家長覺得減敏治療後，小朋友的氣喘症狀會有明顯改善，但過敏性鼻炎的症狀卻仍然持續存在。

一般而言，小朋友接受減敏療法的效果遠比成人來得好，可能原因是小朋友的免疫系統還在發育階段，許多新產生的免疫細胞能夠受到減敏治療的影響，而成人在這方面的能力相對的就較差。

Q 治療過敏的藥物有哪些？

最近幾年來有關過敏疾病的藥物可說是如雨後春筍般的增加，包括：

過敏疾病的藥物

1 局部使用的藥物
已經成為趨勢的局部使用藥物，如吸入性氣喘擴張劑及類固醇，能夠有效地應用在局部發炎的部位，同時有效地改善局部症狀。

2 降低過敏反應的藥物
有些藥物是針對降低過敏反應來加以開發的，所以應該對異位性皮膚炎、過敏性鼻炎及氣喘等疾病都有其治療效果。

最常見的藥物便是抑制抗組織胺之類的藥物，由於肥胖細胞遇到外來的過敏原時，一旦被去活化，最先釋放出來的發炎物質便是組織胺，而組織胺會直接作用在皮膚、鼻黏膜及支氣管上而導致症狀發生，所以抗組織胺的使用對這些過敏疾病應該都有改善的效果，也是最常使用的藥物之一。

之前還有一種藥物被當成預防性的藥物，在三種疾病大概都可以應用得上，就是抑制肥胖細胞去顆粒作用的藥物，此種藥物必須在肥胖細胞去顆粒化之前，即將一些發炎物質釋放出來之前就使用，才有其效果。不過，這幾年由於其他藥物如白三烯素拮抗劑（欣流），發展愈來愈迅速，所以這類藥物的使用就愈來愈少。

江醫師
過敏聊一聊

吃了抗組織胺會嗜睡？

最新研發出來的抗組織胺比較不會通過中樞神經系統而作用在腦部，所以不會有嗜睡的副作用。

我想應該有許多人對抗組織胺的印象便是，吃藥後整天都會出現昏昏欲睡的感覺，但是所謂第二代的抗組織胺基本上便不會出現類似的問題。同時，第二代抗組織胺通常是長效性的，亦即通常能夠維持半天到一天的時間，所以使用更為方便。

但是有一個有趣的現象，就是通常小朋友們對抗組織胺的嗜睡副作用較不敏感，所以經常可以看到小朋友使用第一代抗組織胺後仍然活蹦亂跳，絲毫不受影響。這種現象可能是跟小朋友身上的組織胺受體的分布與成人不同所造成的。

過敏發炎可以分成所謂早期和晚期的發炎反應：

依過敏發炎分期選擇藥物

1 早期的發炎反應　與一些發炎物質如組織胺、serotonin 和白三烯素（leukotriene）等的作用有關。

2 晚期的發炎反應　與發炎細胞如嗜酸性白血球、嗜鹼性白血球和嗜中性白血球等的浸潤有關，所以便需要如類固醇之類的發炎藥物。此類的藥物可以抑制這些發炎細胞進一步釋放更多的發炎物質，也會導致發炎細胞的凋亡；一旦發生長期而持續性的呼吸道發炎時，還是必須適當地使用如類固醇之類的抗發炎藥物來控制。

・**注意事項**：如果已經出現症狀時，如氣管收縮時便需要使用氣管擴張劑來加以治療。目前較常被用來減輕氣管收縮的症狀，包括：最常使用的乙二型交感神經親和劑、茶鹼和抗乙醯膽鹼製劑等藥物。最近的研究趨勢，甚至開始將長效型的乙二型交感神經親和劑應用在氣喘病的長期預防和治療上，所以未來這類的藥物在氣喘的治療上還是占有相當重要的地位。

Q 如果同時吃中藥，跟西藥應該如何配合？

相信有不少的小朋友除了西藥外，也同時使用中藥在進行治療。目前已經有些初步的研究顯示，中藥對有些過敏疾病的患者的確可以得到改善的效果，所以基本上我們也不反對。但是，如果使用中藥時有幾點必須加以注意：

中藥使用注意事項

信賴的中醫師
通常我們會建議，找一些較能夠信賴的中醫師，如果要使用科學中藥時，也最好找較有信譽的公司。

同時使用需錯開
由於中藥通常強調的都是較為緩和、沒有副作用，所以都強調在改變體質，而對症狀的控制沒有西藥來得直接而且迅速。因而可能有一段時間必須同時使用中藥及西藥，此時通常會建議中藥與西藥服用的時間最好錯開約2個小時，以避免藥物之間的作用而抵消或是導致不良的副作用。

個人倒是希望未來能有更多的中西醫合作的空間，利用西方已經建立好的科學方法來驗證中藥真正的療效，我想對患童而言也是一件好的方向，不是嗎？

Q 感冒吃感冒藥時，平常保養的藥應該繼續吃嗎？

其實平常使用的保養藥物都較為輕微，主要的目的是在預防過敏疾病的發作，所以通常使用的藥物都不是很強。相對的，感冒時由於醫師會針對感冒的症狀，甚至包括可能的細菌感染而給予一些抗生素治療，所以一般而言，其使用的藥物會較為重，因而服用感冒藥的期間可以先暫停使用平常的保養用藥。

還是要特別提醒小朋友和父母，一旦感冒的症狀改善後，平時過敏疾病的保養用藥應該恢復使用，以確定過敏的症狀不會持續而導致困擾。

> **Q 未來是否有較新的方法或藥物，能夠有效地治療過敏？**

目前雖然已經使用在臨床上的治療上，但是大多數的藥物可能還是屬於症狀控制，所以許多研究單位還是非常努力地開發新的治療藥物。這幾年又開發出來的藥物如白三烯素拮抗劑（欣流），便是一種較新的抗發炎藥物。

另外，目前已經在許多國家進行大規模臨床試驗的抗 IgE 抗體，也是一種較新的治療方法。未來如果我們能夠找出過敏病患者和正常人在 IgE 製造及 T 輔助細胞分化上的差別，則將有助於整個治療上的考量。

近些年有許多學者花費相當多的時間在研究 T 細胞的調節，希望能夠找出第一型及第二型 T 輔助細胞分化上的差別，以設計新的治療方法。

比如：可以合併一些能夠刺激第一型 T 輔助細胞產生的佐劑，應用在減敏治療上，能夠更有效而且迅速地讓患者身上的 T 細胞調節恢復平衡。

甚至未來是否能夠應用如 DNA 疫苗的觀念技術在氣喘病的防治上，都是值得所有這方面的研究者與醫師更進一步深思的問題。

> **Q 一直聽說有新的生物製劑應用在過敏的治療，究竟有哪些？**

最近幾年有愈來愈多的生物製劑被發展出來應用到各種疾病，其中包括：癌症、風濕疾病和過敏疾病等，而且幾乎各主要藥廠的藥物研發也都是以生物製劑為主。

生物製劑分 2 大類

目前的生物製劑基本上可以分成兩大類，包括：單株抗體和小分子藥物。

1 單株抗體 有關氣喘的單株抗體生物製劑，主要是針對引起過敏的第二型 T 輔助細胞所分泌的細胞激素如介白質 -4 和介白質 -5 的單株抗體。

・**抗介白質-5（IL-5）單株抗體**：是被應用來治療以嗜酸性白血球浸潤為主的第二型過敏反應，目前已經可以使用的藥物為 Mepolizamab（商品名為 Nucala）。

・**抑制介白質-4的單株抗體**：則是 Dupilumab（商品名為 Dupixent），健保也通過可以應用來治療氣喘；此外，Dupilumab 也可以用來治療異位性皮膚炎，而且有相當好的效果。

有關生物製劑應用到過敏疾病，單株抗體的生物製劑也可以用在異位性皮膚炎的治療，上面提到的 Dupilumab 在異位性皮膚炎的治療上就很有效。

2 小分子藥物

還有一種生物製劑是屬於所謂的小分子藥物（JAK, Janus kinase 抑制劑），可以將抑制免疫細胞的活化訊息，使接下來的發炎反應就不會發生。目前在異位性皮膚炎已經有 Baricitinib（Olumiant）和 Upadacitinib（Rinvoq）這兩種藥物可以使用，跟單株抗體主要的差別在於作用效果快，但是因為半生期短所以不容易停藥。

目前這些生物製劑要申請健保給付時都需要先使用至少兩種免疫抑制劑無效，如果用在異位性皮膚炎再加上照光治療（18歲以上要照光 6 個月，12～18 歲需要照光 3 個月，6～12 歲不需照光但需要使用至少三種免疫抑制劑），經過這些治療都沒有改善才能夠申請健保。

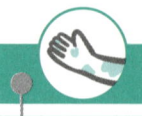

減敏療法

Q 什麼是減敏療法？

　　減敏治療已經由來已久，甚至超過有一百年以上的歷史。最早的研究者由於認為，過敏原是跟細菌一樣的病原體所引起，所以便將花粉之類的過敏原注射到患者體內，希望能夠引起一個理想的免疫力。當然，我們目前對過敏疾病發生的機轉已經有了更清楚的認識，但是當初所使用的減敏治療仍然沿用至今。

　　減敏治療其實就是將過敏原注射入患有氣喘小朋友的皮內，而且是由低劑量逐漸增加，要增加到最高劑量需要約 4 個月的時間。接受最高劑量後，則再將接受注射的時間逐漸拉長，整個治療的過程可能需要約 2 年左右。

　　基本上，減敏治療雖然是目前唯一能夠經由治療而改變體質的一種治療方法，但如果不是極為嚴重的病例，我們也不會建議做這類的治療。

Q 哪些小朋友應該接受減敏療法？

由於減敏治療所需要的時間較長，至少在 2 年內小朋友必須要非常有耐心地例行回門診接受注射治療，同時偶而也會產生一些副作用，所以並不是所有的小朋友都建議接受治療。

適用對象：目前建議進行減敏治療的小朋友通常都是已經接受治療一段時間，仍然會經常發作，如每個月至少發作 1 次或是 1 年發作 5 次以上，再加上主要的過敏原為塵蟎時，才會建議進行減敏治療。

注意事項：減敏治療可以改變氣喘患者的免疫反應，能夠讓原本相當高的過敏抗體逐漸下降，而且發炎物質的製造也會跟著降低。

但是要提醒大家的是，通常這種經由皮膚的減敏治療對同時患有異位性皮膚炎的小朋友較不合適，因為在接受減敏治療的過程中反而會加重異位性皮膚炎的症狀；且減敏治療對氣喘改善的效果通常會比過敏性鼻炎來得好。這也是為什麼許多家長會覺得

小朋友的氣喘症狀已經有明顯的改善，但是過敏性鼻炎的症狀仍然持續存在的原因。

·**兒童效果較成人佳**：一般而言，小朋友接受減敏療法的效果要遠比成人來得好。可能的原因是小朋友的免疫系統還在發育的階段，許多新產生的免疫細胞能夠受到減敏治療的影響，而成人在這方面的能力相對的就較差。

Q 減敏治療為什麼會有效？

減敏療法真正有效的機轉至今還不是完全了解，但是的確，一些較嚴重氣喘的小朋友接受減敏療法後會有明顯的改善效果。有關減敏治療的機轉大約可以分成兩方面：

首先，是在治療後體內的過敏原反應會由原本的第二型T輔助細胞改變成第一型T輔助細胞，便可以達到抑制過敏反應的目的。

另外一個可能的機轉是，減敏治療時會在患者身上誘發出一些調節性T細胞，而這些調節性T細胞被認為能夠抑制一些抗原

特異性的免疫反應。雖然目前對減敏治療的機轉還不是很清楚，但是減敏治療還是目前所知唯一能改變過敏免疫反應的一種治療方法。

另外，還是要提醒大家，減敏治療通常需要等到 6～8 個月後才會逐漸顯出其效果，在初期甚至還會出現症狀加重的情形，所以需要對整個治療過程有更清楚的了解。

Q 減敏療法會產生哪些副作用？

由於過敏疾病本身是一種立即性的免疫反應，而注射過敏原後也可能導致如同氣喘或是蕁麻疹的副作用；但其中最讓人關切的是可能會造成過敏性休克（anaphylactic shock）。造成此種休克的主要原因是：因為有非常大量的肥胖細胞在極短的時間內一下去顆粒化，導致大量的發炎物質釋放出來，造成血管在短時間內一下擴張，便會出現休克的症狀。

這也是為什麼如果要接受減敏療法時，最好在設備較為完善的醫院，同時注射後應該在門診繼續觀察 30 分鐘左右，才可以比較放心回家。有時，回家後會發現注射的部位腫得相當大，或

是出現蕁麻疹等症狀，那麼下次看診時記得提醒醫師，此次可能需要將劑量稍微降低。

因此，減敏治療雖然會產生一些不必要的副作用，但是如果依照醫師的指示，便可以將這些副作用降低到最少。

Q 是否有所謂的口服性減敏治療？

的確是有所謂的「舌下減敏療法」或是「口服減敏療法」。主要是將過敏原製備成溶液或是錠劑的方式來給予，目前的臨床試驗結果發現，這些經由口腔給予的減敏療法其效果與皮下減敏療法接近，因此目前在美國和歐洲都已經通過舌下滴劑的減敏療法。

台灣現在也已經有舌下減敏治療的產品可以使用，患者可以持醫師處方購買，但是第一次最好在醫師的觀察下服用，半個小時後如果沒有出現任何不舒服才能離開，之後就可以自行服用。

Q 過敏疾病到底會不會好？

大家最關心的一件事，便是過敏疾病能不能好起來？我們的經驗是：通常在青春期時會有一個較明顯的改變，青春期控制良好的患者，大概有80％以上可以好起來；反之，控制不佳的患者則大約只有不到1／3會好起來。

其中，主要的差別便是那些控制不好的患者，因為長期反覆的氣喘發作，使氣管變形（remodelling），變形後會導致呼吸道狹窄，這一病理變化是不可恢復的；一旦出現變形，可能就一直需要使用藥物來加以控制；所以良好的控制對過敏疾病的預後有正面的影響，也是我們持續努力的目標。

至於為什麼有些患者過了青春期比較容易好起來？主要的機轉可能包括：神經系統、內分泌系統及免疫系統的變化及成熟，改變了小朋友對過敏原的免疫反應。

如果以性別來說，在青春期前男生與女生的過敏比例大約是6：4到7：3，以男生較多。研究指出，男性荷爾蒙對過敏反應反而有調節效果，所以在青春期後會有較明顯的改善。

隨著人類基因體的解碼，未來我們也許、也應該花點時間對過敏疾病遺傳相關的一些基因作出更清楚的定義；如此一來，也許我們有機會能夠在更早的階段便將有過敏體質的人找出來，事先進行更好的預防措施，或者才有機會將過敏疾病的問題完全解決。

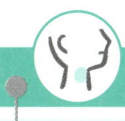

氣喘

Q 所謂的保養藥物是否應該長期使用？是否有副作用？

我想應該有不少的家長會有這樣的問題，藥物到底要吃多久？如果長期吃這些藥物是否會導致任何副作用？一般而言，保養的藥物通常都是為了避免小朋友的氣喘發作，或是降低過敏細胞的敏感性，這類的藥品通常較為長效，所以副作用較少，即使長期使用也不會導致任何不良的副作用，可以放心使用。

但是似乎也不需要經年累月使用，所以較佳的使用時機應該是小朋友較容易發作的季節，包括：溫差起伏較大的春天或是秋冬交界之際。

在這些季節交替之時，患童通常特別容易出現氣喘發作，而急性發作愈頻繁，愈容易導致氣管的變形。在整體的考量下，還是寧可平時便有較好的預防來降低急性發作的頻率。

> **Q 白三烯素拮抗劑（欣流）有沒有什麼副作用？**

白三烯素拮抗劑，目前市面上有的是大家常聽到的「欣流」，是用在輕度氣喘的控制藥物。由於白三烯素是過敏疾病發病時重要的發炎物質，所以如果將白三烯素在發炎過程中加以抑制當然對過敏的發炎反應會有改善的效果。

曾有報導提到，此種白三烯素拮抗劑會導致使用者情緒上的變化，我們在臨床上的確也曾遇到爸媽抱怨，小朋友吃欣流後變得較興奮而睡不著覺，雖然這些畢竟是少數，但是如果真的有遇到這樣的情形，就建議先停藥觀察。

> **Q 抗 IgE 抗體的生物製劑作用機轉為何？有沒有副作用？**

這幾年，有愈來愈多的生物製劑被研發出來要應用到氣喘的治療上，包括如抗 IgE 抗體、抗介白質 -4、抗介白質 -5、抗介白質 -13、抗嗜酸性白血球趨化因子等單株抗體，也都已經應用到臨床上，而且得到相當不錯的治療效果。

目前使用最多的抗 IgE 抗體，已經被應用到重度氣喘的病人，也分別用到異位性皮膚炎和慢性蕁麻疹的治療，都有相當不錯的療效。

抗 IgE 和這些抗細胞激素的抗體由於是擬人化的單株抗體，所以有時也會引起類似的過敏反應，在使用時還是要留意是否會出現如皮疹、發燒或是呼吸急促等過敏反應。萬一真的出現過敏症狀，就只好暫停使用或是合併抗過敏藥一起使用。

Q 吸入性的藥物有哪些？

目前較常使用的吸入性藥物大約可以分成：抗發炎藥物及氣管擴張劑等兩種。

抗發炎藥物：其中又包括類固醇及抑制肥胖細胞去顆粒化的一些藥物，目前以吸入性類固醇最為常用。

氣管擴張劑：分別以乙型交感神經親和劑及抗乙醯膽鹼藥物為主，其中由於最近不斷有一些長效型乙型交感神經親和劑被開發出來，所以在應用上似乎又比以前來得更加廣泛。

Q 噴霧及粉末吸入性藥物有何不同？

吸入性藥物又因為製劑的種類不同而分成：噴霧及粉末兩種主要的劑型，這兩種劑型究竟有何不同？

噴霧劑型
基本上來說，噴霧的劑型本身有較強的力量將藥物送入體內。

適用 年紀較小的患者。

粉末狀劑型
而粉末狀劑型通常需要在使用藥物時用力吸氣，才能夠將藥物吸入呼吸道內。

適用 年紀較大的患者。

對一些年紀較小的學齡前兒童來說，較不容易使用粉末狀製劑的藥物。但是，噴霧的藥物通常需要使用氟氯碳化合物（冷媒的成分）或是其他添加劑，才能夠有較佳的噴霧效果。

氟氯碳化合物由於跟臭氧層的破壞有關，一直受到環保人士的詬病，目前使用的已經是新開發的製劑，不會破壞臭氧層。而

粉末狀製劑沒有會破壞環境的問題,但是年紀太小的小朋友無法使用則是其較大的缺點。

Q 吸入性氣管擴張劑應該如何使用,才不會導致副作用?

目前有關吸入性擴張劑主要是乙二型交感神經親和劑,而此種藥物由於能夠在短時間內讓氣管擴張,是在急性期可以派得上用場的一個重要藥物。

一旦出現輕微氣喘、胸部不適或是咳嗽不止時,使用此一藥物便可以在短時間內讓症狀改善;但是如果長期使用,又沒有配合抗發炎藥物使用時,容易導致抗藥性,也就是藥物的反應會愈來愈不佳。

因此,通常建議使用後約半個小時左右要再使用抗發炎藥物,且不建議長期使用。

最近開始有長效型的乙二型交感神經親和劑在市面上使用,這些藥物的主要訴求是在預防性,而非治療性的取向。

此種長效型乙二型交感神經親和劑一個重要的用途，及特性：

✅ 可以經由這些藥物對疾病控制而減少類固醇的使用量。

✅ 有部分的長效型乙二型交感神經親和劑被認為有抗發炎的藥物，所以較不會產生抗藥性。

✅ 雖然如此，為了避免產生抗藥性，這些長效型交感神經親和劑最好還是合併抗發炎藥物一起使用較好。

Q 類固醇有什麼副作用？如何使用才能避免？

在接受氣喘治療時，家長最關心的問題可能是：類固醇的使用到底會不會造成副作用。目前類固醇大約可以分成口服及吸入性類固醇兩種，通常口服類固醇較容易導致嚴重的副作用。

一般而言，即使中等劑量使用超過 1 個月以上，通常會導致一些全身性的副作用，包括：月亮臉、水牛肩及毛髮增多等症狀便會逐漸出現。但是，也請家長放心，因為大多數的時候我們不會用到如此高劑量及長時間。

如果是在急性發作時，通常會給予全身性口服或是靜脈注射的類固醇 3 ～ 5 天，便已足夠控制小朋友的症狀。

類固醇使用時另一個必須注意的是：

☑ 如果使用的時間過長，超過 2 週以上則要停藥時必須逐步減量，否則會產生如食慾下降、噁心、頭痛、嗜睡、發燒或是肌肉疼痛等不適的症狀。

☑ 但是，如果是在急性期只使用幾天的時間，則隨時可以將類固醇的藥物停掉。

江醫師過敏聊一聊

噴了 2 ～ 3 次後無改善應停止使用

這些乙二型交感神經親和劑還是會產生一些副作用，主要的副作用包括：心跳加速、興奮、晚上睡不著覺或是盜汗等，因此，如果噴了 2 至 3 次後發現症狀沒有顯著改善時，就應該停止使用，且立即求醫。

如果在這種情形下，持續使用這類的氣管擴張劑，由於氣管的極度收縮讓藥物無法進入而達到治療的效果外，反而會造成如心律不整等情形而危急到生命。

PART 4 過敏治療：過敏需要吃藥嗎？該怎麼控制孩子的過敏呢？

Q 吸入性類固醇會不會造成小朋友生長的障礙？

　　吸入性類固醇則因為劑量不高，所以即使長期使用也很少導致副作用。特別是成年人，長期使用 5 年以上也不會有太多的副作用產生。但是，如果小朋友使用到高劑量，持續數個月以上則可能會影響骨頭的生長，因此，還是應該稍加注意。

　　也因為如此，最近衛生署才要求相關廠商在產品註明吸入性類固醇與生長之間的關係。使用時可以注意：

　　✓ 因為吸入性類固醇的劑量還是相當低，所以如果小朋友都能記得在使用此類吸入性類固醇後漱口，除了可以降低口腔內的念珠菌感染外，也可以減少不必要的攝取。

　　✓ 由於吸入性類固醇在平常也是當成一種保養的藥物來使用，所以在氣候較穩定及沒有症狀的時期，也可以考慮暫時休息一下。

　　最新的研究報告指出，如果在小朋友連續使用最高劑量的類固醇（一天超過 800mg）長達數年之久，則可能會影響小朋友

的身高約 0.5 公分左右；但是停止使用吸入性類固醇後，最後的身高還是能夠趕上其他的小朋友。

目前由於學術界與產業界不斷的努力，預期將會有更多的新產品，這類的新產品會更強調局部的作用，而降低全身性的副作用，應該能夠讓過敏病的患童更放心的使用。

Q 運動誘發的氣喘發作應該如何治療？

氣喘的小朋友是否應該運動，一直是許多家長所關心的一個問題。在氣喘患童的照顧上，我們極力鼓勵小朋友要多做運動；如果小朋友在平時一直無法適應適當的運動，也顯示小朋友的氣喘其實是控制不佳的。

適當的運動能夠改善氣喘的症狀，所以如何讓小朋友能夠在不擔心氣喘發作的情形下進行適當的運動，也是在治療上一個重要的課題。

我想，運動後誘發的氣喘發作，可能也是許多家長非常擔心的一個症狀，例如：小朋友可能在非常劇烈的運動後，或是在玩

得較過火時導致氣喘的發作。此時，應該來如何治療呢？

目前較常使用的藥物包括：

☑ cromolyn 成分的噴劑長時間使用，或是可以考慮在進行運動前約半個小時左右先使用氣管擴張劑。

☑ 或是最近開始較為普遍的長效型氣管擴張劑，使用一段時間，也可以降低因為運動誘發的氣喘發作。

但是，仍然要強調，我們還是鼓勵小朋友應該要多運動，但是對那些會因為運動而導致氣喘的小朋友，運動量應該逐漸增加，讓他們能夠有較佳的適應期。

Q 游泳為什麼對過敏疾病的改善會有效果？

也許父母經常聽到醫師告訴氣喘的小朋友，應該去游泳，到底游泳對過敏疾病有什麼樣的助益？其實游泳對患有過敏疾病的小朋友大約有兩種好處：

游泳對過敏的 2 個好處

好處 1　適應冷空氣　可以經由游泳讓小朋友更為適應較冷的空氣，所以也應該讓小朋友適應較為冷的水溫。如果小朋友能夠適應這些較為冷的水溫後，也許在未來對冷熱空氣的變化比較不會如此敏感。如果我們將過敏原的注射當成是一種減敏治療，則經由游泳來降低對冷空氣的過敏，也可以當成是一種對冷空氣的減敏治療。

好處 2　訓練肺活量　更重要的，游泳可以訓練小朋友的肺活量，一旦肺活量改善，則小朋友即使出現些微的氣喘發作也不會造成過於嚴重的症狀。

由以上兩點好處，我們還是極力推薦小朋友應該要學會游泳，對過敏性鼻炎和氣喘都會有幫助。

・**注意事項**：只是要提醒家長們，由於目前的游泳池大都會添加一些清潔劑，所以小朋友剛開始下水時可能會出現不適應的症狀，建議可以先使用一些鼻噴劑或是吸入性藥物，讓小朋友先適應一段時間，再慢慢減少劑量。

Q 氣喘急性發作時該如何處理？需就醫嗎？

這些年來，由於藥物不斷地進步，小朋友因為氣喘發作而住院的比例是逐年下降的。儘管如此，偶爾還是會傳出因為氣喘而遭遇不幸的病例。

根據各國的統計，因為氣喘死亡的成人遠遠超過小朋友，幾個非常重要的原因是：

☑ 小朋友們的用藥都是由父母幫忙控制，如果連續噴擴張劑幾次仍無改善後，通常父母們便會將小朋友送到急診處求醫。

☑ 由於成人自行用藥，常常會連續噴擴張劑而不自覺，等到氣管收縮過於厲害，出現腦部缺氧或是因為擴張劑使用過量而出現後遺症時，便為時已晚。

☑ 成人死亡率較高的另外一個原因是：由於成人吸菸或是空氣污染等關係，通常肺部都還會合併如慢性阻塞性肺部疾病等合併症，所以肺功能改善的空間便較有限。

要特別提醒大家，如果嚴重的氣管收縮時，由於氣管的管徑已經非常狹窄，可能連吸入型的藥物都無法通過，即使噴更多藥物也無法改善症狀。

Q 是不是所有的氣喘患者都適合接受減敏治療？

目前減敏治療雖然可以在一些中度或是重度的患者中達到相當不錯的治療效果，但是我們只建議在一些已經藥物治療一段時間，且仍無法控制的患童進行相關的治療。

其次，其對皮膚方面的過敏疾病則無法達到治療的效果，甚至反而會加重病情，所以通常對同時有嚴重異位性皮膚炎的氣喘病患童，我們並不建議進行減敏治療。

皮膚的過敏疾病我們不建議進行減敏治療，主要是跟減敏治療的機轉有關。目前認為，減敏治療的機轉可能是將過敏原注射入皮內後、皮膚內的抗原呈現細胞，有能力將過敏原特異性的免疫反應由第二型的 T 輔助細胞反應轉成第一型 T 輔助細胞的活性。但是患有異位性皮膚炎的患童，其皮膚內的這些免疫調節細胞可能原本就有問題，所以即使在接受減敏治療也只會讓原本的皮膚症狀更為加重。

減敏療法主要應用

目前減敏療法大都是應用在：

Point 1 呼吸道氣喘

Point 2 過敏性鼻炎

Point 3 昆蟲咬所引起的過敏反應

江醫師過敏聊一聊

應就醫的狀況

就醫的時間非常重要，再一次提醒父母應該加以注意：

如果在氣喘發作時使用吸入性噴霧劑，等20至30分鐘後如果不見改善，可以再吸1次；如果連續3次都未見改善，便應該送醫。

同時，一天使用吸入擴張劑的次數不要超過8次，如果超過8次以上表示情況已經相當嚴重，應該就醫。如果在短時間內使用超過8次以上，也容易產生副作用。

Q 為何要進行氣喘日記？
在日記中醫師能得到何種訊息？

氣喘日記的主要內容包括：

☑ 小朋友的最大呼氣流氣量。

☑ 氣喘發作的症狀。

☑ 藥物使用的情形。

目前在氣喘的治療指引中將氣喘的嚴重度分成：輕度間歇型、輕度持續型、中度持續型和重度持續型等不同的階段，而藥物的使用便是依照氣喘的嚴重度而加以調整。為了要能夠正確掌握臨床症狀的嚴重度，所以便利用最大呼氣流量表來加以監測。

如同高血壓患者需要量血壓、糖尿病患者需要測血糖，氣喘患者也必須經常性地監測最大呼氣流量指數。如果能夠將每日的最大呼氣流量指數、症狀發生的情形和藥物的使用狀況，在每個月回診時帶回給醫師參考，能夠更有效地處方未來的藥物。

過敏性鼻炎

Q 治療過敏性鼻炎的藥物有哪些？

我們前面已經介紹過，目前台北市的學童患有過敏性鼻炎已經接近1／2，顯示此一問題會愈來愈嚴重，因此針對過敏性鼻炎治療的藥物也就愈來愈多。

一般而言，如果只是單純的打噴嚏、流鼻水的症狀，可能只需要使用第二代抗組織胺便足夠；或是頂多再加上一個噴鼻劑便足夠。

‧**鼻子過敏**：噴鼻劑可以使用含有少量類固醇的噴鼻劑，或是含有抗組織胺的噴鼻劑皆可。

‧**合併鼻塞**：如果鼻子過敏已經有一段時間，則通常都還會合併如鼻塞的症狀，此時也許還要加上一些抗鼻塞的血管收縮劑藥物合併使用。

· **合併鼻竇炎**：最麻煩的是過敏性鼻炎已有一段時間，又合併鼻竇炎時，治療上可能就會較為麻煩。由於鼻竇炎通常都會出現嚴重的鼻蓄膿，會讓患童覺得非常不舒服，若有這些症狀出現，則可能需要如抗生素的治療。

> **江醫師 過敏聊一聊**
>
> ### 配合鼻子沖洗效果較佳
>
> 　　通常抗生素的治療需要持續一段時間，一般也許使用長達 1 個月之久；但是抗生素使用過久，難免會產生一些副作用或是逐漸產生一些抗藥性的細菌，所以我們會建議使用鼻子沖洗的治療方式；在症狀較嚴重的期間配合藥物的治療，同時使用鼻子沖洗。
>
> 　　由於鼻竇炎進行時，積蓄的鼻膿中有相當多的細菌存在，如果細菌的量過多則抗生素將較難達到功效，所以如果能夠經由沖洗鼻子的方式降低細菌的量，將有助於降低抗生素的使用量。

Q 治療過敏性鼻炎的噴劑會不會造成副作用？該如何處理？

目前較常使用在過敏性鼻炎的噴劑包括抗發炎的藥物，如抑制肥胖細胞去顆粒作用的藥物，或是類固醇。其中類固醇因為是局部使用，所以劑量相當低，通常不會造成任何副作用。

唯一必須稍加注意的是：由於類固醇可能會導致微血管較容易破掉，所以也許較容易造成流鼻血的情形，如果出現這些情形，可能需要稍加注意。

如果常常會出現流鼻血的情形，可能對爸媽和小朋友都是很嚴重的困擾，處理的方式可以為：

☑ 在醫院會使用腎上腺素沾在棉花上來止血。

☑ 家裡沒有腎上腺素，可以使用加壓止血的方式來處理；但是為了避免感染和讓傷口能夠較迅速癒合，可以使用棉花棒沾如四環黴素之類的抗生素來處理傷口，讓傷口能夠不感染和早些癒合。

☑ 另一種常用的噴鼻劑則包括血管收縮劑，主要是應用在嚴重鼻塞時，使用血管收縮劑可以減輕症狀。

目前各種過敏疾病的治療都趨向使用局部的藥物，所以適當地使用這些噴鼻劑也有其必要性。當然，如果過敏性鼻炎的症狀不是很嚴重，也許服用長效型的抗組織胺便可以有效地控制每天打噴嚏、流鼻水和眼睛癢等症狀。

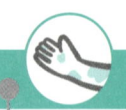

異位性皮膚炎

Q 異位性皮膚炎應該如何治療及保養？

我們在介紹異位性皮膚炎時提過，異位性皮膚炎通常是最早出現的一個過敏疾病，一般在出生不久後便會逐漸出現症狀，但是如果控制得當，則可望在 1 歲後逐漸改善。在這段期間小寶寶可能便因為身上的癢疹而抓個不停，甚至有些嚴重的病例會出現非常厲害的皮膚感染；小寶寶可能會有全身性的皮膚感染，如果控制不好，甚至容易出現全身性的感染而導致敗血症。

過敏兒的季節性保養

冬季生活保養

通常患有異位性皮膚炎的小朋友，皮膚會較為乾燥，並經常在冬天時變得更為嚴重，產生更厲害的癢疹。

☑ 建議在冬天洗澡時最好使用清水，如果要使用清潔劑則最好使用較少刺激性的清潔劑。

☑ 洗完澡後則最好使用一些凡士林或是能夠保濕的乳液或是油製劑。如果小朋友的皮膚能夠不至於太乾燥，癢感便可以大大地降低。

夏季生活保養

當然，也有一些小朋友反而在夏天時異位性皮膚炎的症狀會變得比較嚴重，主要的原因是這些小朋友容易出汗，因為出汗潮濕而造成濕疹。濕疹的出現會讓異位性皮膚炎的症狀加劇，所以症狀在夏天反而變得比較嚴重。

☑ 在夏天容易出汗的異位性皮膚炎患童，反而需要經常注意保持皮膚的乾燥，不要因為濕疹再加重異位性皮膚炎的症狀。

Q 治療異位性皮膚炎的非類固醇外用藥物，其效果和機轉如何？

其實外用的類固醇副作用並不高，但是還是有許多家長對長期使用類固醇來治療異位性皮膚炎有著相當大的戒心，不過這幾年有藥廠開始開發一些新的藥物，希望能夠達到與類固醇相當的治療效果。

由於異位性皮膚炎的過敏疾病主要是因為 T 輔助細胞的異常所造成，所以在皮膚也會有過敏原特異性的 T 輔助細胞的浸潤。最新的藥物便主要是針對這些 T 輔助細胞，目前新開發出的藥物

不論是環孢靈素或是 FK506，都主要是抑制 T 輔助細胞的功能，原本是用在器官移植後的排斥抑制上；因為應用其在抑制 T 細胞功能上的作用，所以經由設計成藥膏的形式而用在異位性皮膚炎的治療上。

這些新藥物的出現，或許可以讓一些異位性皮膚炎較嚴重的患童，能夠在需要長時間使用類固醇的情形下，提供另外一個可供選擇的藥物。

Q 食物過敏引起的蕁麻疹或是血管性水腫，應該如何治療？

相信有不少人因為吃了如海鮮等食物而出現嚴重的過敏，最常見的症狀包括：影響到整個嘴唇的血管性水腫，或是全身性的蕁麻疹，也就是我們俗稱的風疹塊。當然，嚴重的食物過敏也可能出現如休克的症狀，但是一般而言，食物過敏引起全身性休克的症狀還是較少，通常會以蕁麻疹等症狀為主。

蕁麻疹也許不至於影響到生命安全，但是全身性的癢感卻也讓人受不了。處理的方式為：

☑ 如果在血管性水腫或是全身性蕁麻疹剛出現時，及時給予抗組織胺或是注射腎上腺素，則可以在短時間內解除症狀。

☑ 但是有許多病例無法在短時間內馬上減緩這些症狀，甚至會時好時壞持續一段時間，則需要長時間服藥。

☑ 患者因為食物過敏引起的急性蕁麻疹，最好在使用抗組織胺或是腎上腺素治療後，先暫時不要再吃同類的食物，尤其是會引起類似過敏性休克的症狀時。

亞急性蕁麻疹及慢性蕁麻疹

急性蕁麻疹一旦超過6個星期以上，成為亞急性蕁麻疹時就較為麻煩。亞急性或是慢性蕁麻疹較常會因為冷熱的變化、流汗、情緒緊張或是壓力、月經來的時候較容易出現症狀，如果可以注意和避免這樣的情形，也可以減少發作。

此時醫師通常都會處方一些如抗組織胺之類的藥物來加以控制，或是再加上一些局部使用的類固醇來治療。

一旦成為亞急性，對這些藥物的反應也不見得完全有效，有時也需要服用效果較強的口服類固醇來控制病情。當然，通常使用類固醇的時間大概不會超過1星期，所以也不至於造成任何副作用。

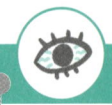

過敏性結膜炎

Q 眼睛過敏該如何治療？發作時需要點眼藥或是或是服藥嗎？

如果過敏性結膜炎的眼睛過敏症狀發作時，還是需要使用藥物來加以控制，不然症狀會持續很長一段時間。目前使用在眼睛過敏治療的口服藥物還是以抗組織胺為主，但是急性發作時，抗組織胺的效果可能無法馬上發揮，所以就需要使用局部的藥物，如眼藥水。

常用的眼藥水包括：類固醇、抗組織胺或是肥胖細胞的安定劑等。急性期當然是以類固醇的效果最有效和最迅速，但是長期使用類固醇眼藥水，也需要留意眼壓會升高的副作用，因此，可以跟其他兩類的眼藥水交替使用。

此外，需要特別提醒的是，前面已經一再強調，眼睛過敏會跟鼻過敏同時發生，而且鼻過敏的一些發炎物質也會影響到眼睛，所以建議在使用眼藥水的同時使用鼻噴劑，如此會得到最佳的治療效果。

Q 眼睛過敏如何預防與保養，生活、飲食上是否有注意事項？

眼睛過敏的預防最主要是避免過敏原的接觸，其中又以塵蟎、蟑螂、花粉和黴菌等是台灣最常見的空氣過敏原。此外，最容易引起眼睛和鼻過敏症狀發生的原因，還是溫度及濕度的改變。

因此，在生活起居上，還是需要留意環境的溫度及濕度；飲食也是要注意，少吃高油、油炸和高熱量的飲食。

此外，游泳對改變眼睛過敏體質來說，還是最有效的，尤其是夏天學游泳時，盡量使用一般溫度的游泳池，可以讓眼睛和鼻子更容易適應溫度及濕度，讓小朋友在天氣溫及濕度急遽變化時比較不會產生症狀。

筆記

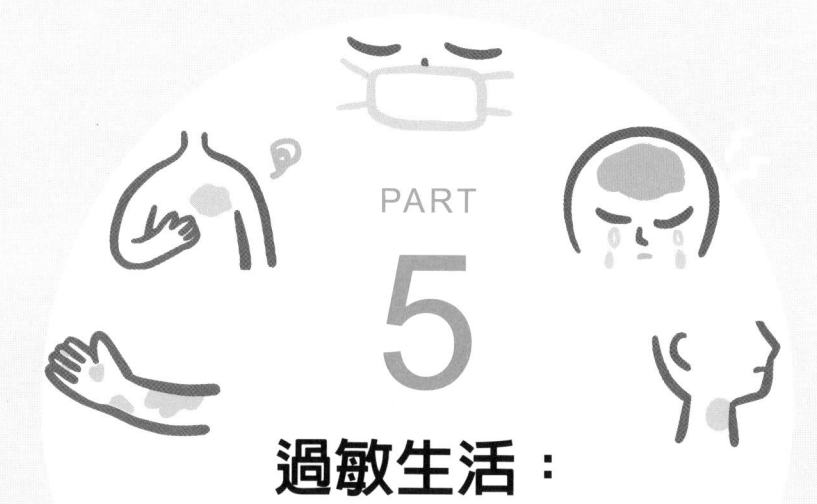

PART 5
過敏生活：
預防過敏從生活中做起

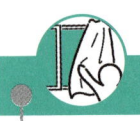

生活環境

Q 如何才能減少家中塵蟎的量？
哪些地方最容易出現？

這可能是相當多家長的共同心聲，我想就針對如何降低家中的塵蟎含量，跟大家稍加說明。

由於塵蟎生長的主要食物是環境中的有機物如黴菌和人或是動物的皮屑，所以家中這些物質較多的地方（也就是這些有機物較多的地方），例如：地毯、棉被、毛皮沙發或是窗簾等，可能較容易生長黴菌或是容易堆積動物皮屑的地點，便會成為塵蟎容易滋生處。

減少家中塵蟎的 5 個方法

1 家徒四壁　還記得我的老師，台大小兒科謝貴雄教授，生前一直提醒父母：建議家中應該做到「家徒四壁」，儘可能將一些不必要且容易導致過敏原沈積的傢具移開，也可以達到降低過敏原和減緩過敏症狀的目的。

2 適當通風　由於在門窗緊閉的房內也較容易讓屋內的過敏原量急速增加，如果能夠偶而適當地打開門窗，讓房子的通風良好，則能夠有效地降低屋內過敏原的總量。由於最近空氣品質較差，也可利用外出時，打開門窗讓家裡透氣。

3 使用空氣清淨機　當然台灣有些地區有時空氣品質會比較不好，可能也不太適合打開窗戶，這種時候空氣清淨機就可以派上用場。

4 善用吸塵器　經常利用吸塵器來清除家中可能藏有塵蟎分泌物或是蟲體的地方可能也會有幫助。

5 高溫清洗　由於塵蟎怕熱，可以利用52°C的溫度將塵蟎殺死，建議每年在換季時由櫥櫃中拿出的衣服、床單和被單，最好使用52°C左右的水燙過後再進行清洗；或是利用自然陽光的曝曬也是可以，同時輔以偶爾拍打，讓放在櫥櫃裡一個季節內生長出來的塵蟎容易清潔出來。

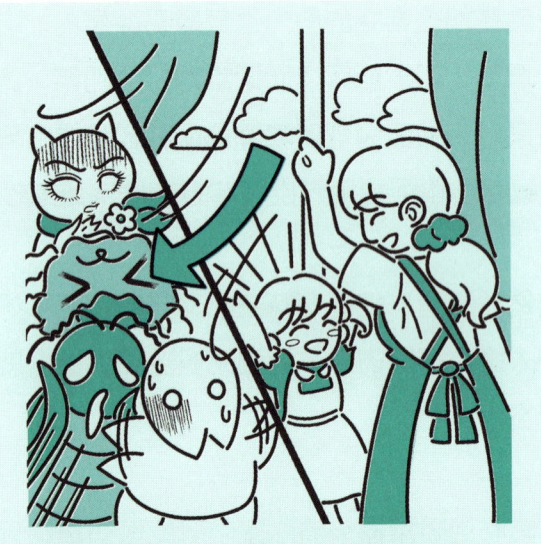

適當打開門窗,讓房子的通風良好,能夠有效地降低屋內過敏原的總量。

> **Q** 使用防蟎被套或是枕頭套,對改善過敏有沒有幫助?

所謂的防蟎塵被套或是枕頭套的主要功能是讓那些可能存在於棉被內的塵蟎過敏原無法容易地進出床套,讓小朋友在睡覺或是休息時較不會接觸到塵蟎過敏原。如果能夠在環境內想法抑制塵蟎的量,的確也可以減低小朋友過敏症狀的發作。

目前已經發表的研究報告指出，如果使用這些防螨的被套或是枕頭套，大約可以降低過敏症狀約 50％左右，顯示這些被套或是枕頭套還是有其效果。但必須強調，使用防螨的被套及枕頭套後並不是症狀就完全不會再發生，還是必須配合藥物和其他如飲食等的控制。

當然使用強力除塵螨的吸塵器來處理被套和枕頭套，也跟使用塵螨被套一樣會有部分的效果，但是無法讓過敏症狀完全消失，因為小朋友也經常會因為溫度和濕度的起伏過大，或是感冒而誘發症狀。

江醫師過敏聊一聊

家中環境非常乾淨，為什麼小朋友還是過敏？

這也是許多爸媽常常產生的疑惑：已經將家裡清理得如此乾淨，為何小朋友還是會出現過敏的症狀？當然這主要是跟之前所介紹的「清潔理論」有密切的關聯，小朋友在成長的過程還是需要經過一些感染的刺激，才會讓他們的免疫力逐步增強，甚至發展出對抗過敏發展的免疫力。

> **Q** 患有過敏的小朋友，是否嚴禁在家中養狗或貓等寵物？

養寵物一直是許多小朋友共同的興趣，罹患過敏疾病是否就不能在家中養寵物？究竟養寵物對小朋友的過敏疾病影響多大？的確，約不到 1／10 的過敏小朋友是對貓毛或是狗毛過敏。根據目前的研究顯示，貓毛的確含有一些特定的過敏原；貓毛過敏原已經被發現是一種致敏性相當高的過敏原，而且有為數不少的人是對這些過敏原過敏。

目前的研究報告發現，貓毛過敏原的致敏性要比狗毛過敏原的致敏性來得高。由於現在年輕人養貓的人口逐漸增加，最近的研究也發現，對貓過敏的人如同在歐美逐漸增加。其實，在台灣我們更擔心的是：寵物為家中帶來更多的動物皮屑，會成為家塵蟎主要的食物來源，而增加家中塵蟎的數目和含量。

是否養寵物可依小朋友的情況來考量：

☑ 當然，如果經由過敏原的檢查發現小朋友的確是對貓毛或是狗毛過敏，還是要儘可能避免飼養寵物才是。

☑ 如果要避免寵物在屋內到處跑，導致家中的動物皮屑過高，也可以將寵物飼養在屋外，儘量減少寵物進到屋內的機會，也可以減少過敏原的繁殖和滋生。

☑ 當然，寵物也應該經常性給予洗澡，讓毛皮上的過敏原能夠降低。

Q 聞到菸味、香味和臭味等刺激性味道時，症狀會變嚴重？

有許多過敏的小朋友在吸入二手菸，或是聞到香的味道或是臭味時會誘發其氣喘的症狀發作，但是這些味道基本上是屬於刺激物而不是過敏原。在過敏疾病的致病物質上基本又分成過敏原和刺激物。

過敏原及刺激物的差異

過敏原：是在疾病發展過程中，會將免疫反應轉成第二型過敏免疫反應的物質，通常都是一些蛋白質，在血液中也可以測得到這些過敏原的 IgE 抗體。

刺激物：如菸味、香味和臭味，或是吃了冰冷和較辣的飲食後會誘發氣喘的發作，這些刺激物都不是蛋白質之類的物質，所以並不會直接造成免疫反應，所以只能算是刺激物。

Q 冷氣、電扇、空氣清新機等溫度調節器，對呼吸道過敏是否有幫助？

由於過敏的小朋友通常都對冷空氣過敏，如果較冷的冷氣或是電風扇對著小朋友直吹，反而容易導致氣喘的發作。

通常我們建議冷氣最好不要低於 25℃，在夏天時使用冷氣機或是電風扇能夠讓小朋友不致於因為流汗太多而導致身體的不適，讓室內的溫度較為穩定。但是，必須提醒家長：

☑ 如果室內的冷氣溫度調得太低，在夏天時會導致室外及室內的溫差過大，反而使小朋友進到室內時會出現打噴嚏及流鼻水等過敏的症狀。

☑ 每年剛入夏須要使用冷氣機時，最好先將冷氣機的濾網清潔乾淨，或是加上外裝的濾網，以過濾冷氣機內的一些殘餘灰塵及過敏原，避免造成過敏症狀發生。

☑ 空氣清新機及濾網，如果能夠有效地過濾一些過敏原，對小朋友的過敏症狀也會有幫助。

Q 黴菌在哪些地方容易出現？如何才能減少家中黴菌的量？

台灣黴菌過敏原在過敏疾病中也占了約20％，雖然不像塵蟎和蟑螂過敏原如此高，但也算是非常重要的環境過敏原。

在家裡要降低黴菌的量，最好的方法還是要注意家中的溫度和濕度；當然，注意家中較容易潮濕角落的清潔也是一個很重要的環節。

減輕家中黴菌量的方法

1 保持通風
黴菌喜歡生長在濕度較高的地方，通常在浴室或是房間的角落特別容易繁殖生長。由於黴菌容易在溫暖潮濕的地方生長和繁殖，所以一定要讓房間的通風良好，同時家中的濕度維持在大約 50～60% 左右。

2 清潔潮濕角落
由於台灣的天氣氣溫較高而且潮濕，非常適合黴菌生長，所以在家中比較容易潮濕的地方，包括：家中角落或是浴室都需要特別清潔，可以使用除黴的清潔劑，尤其是浴室更特別需要注意加強。

3 加裝除濕機
也可以考慮在家中加裝除濕機，對過敏疾病的預防會有些幫助。但是，使用除濕機時也應該避免過於乾燥，如果空氣過於乾燥時也會讓呼吸道不舒服，有時反而會導致呼吸道的不適，而造成咳嗽的症狀。

Q 有時衣服會有曬不乾、產生臭味的問題，是否會影響過敏的孩子？

由於台灣屬於亞熱帶，氣候比較潮濕，尤其是北台灣更為明顯，而濕度太高容易導致鼻子過敏的症狀更為嚴重，所以會建議室內的濕度維持在 50～60％。

因為北部有些地區濕度常常高於 70 甚至 80％，下雨會導致衣服比較不容易乾，加上小朋友運動量大，也容易讓衣服會出現汗臭的問題。這些產生的臭味對過敏的小朋友也是一種刺激，可能會誘發過敏症狀的發作，尤其是鼻過敏的小朋友。因此，我們建議：

☑ 由於濕度高，加上下雨沒有日曬，所以衣服不容易乾，因此適時使用烘衣機還是有幫助。

☑ 有愈來愈多的洗衣產品強調有抗菌、除臭的效果，如果是合乎環保的製劑，也是可以考慮使用。

Q 如果搬家或是移民，對小朋友的過敏疾病會不會有幫助？

這是門診時相當多父母親關心的問題，不諱言，有許多家長會因為擔心台灣的環境日漸惡化，所以選擇移民到國外。那麼移民或是搬家是否可以降低過敏疾病發生？

以移民來說，由於本地最常見的過敏原是家塵蟎，所以如果移民到一個家塵蟎較少的國家如美國或是加拿大，可能對家塵蟎的過敏便會有立即性的改善。但是，由於這些國家的花粉過敏原遠比台灣來得高，所以極有可能在居住一段期間後出現如花粉熱的症狀；父母應對這些可能出現的情形有充分的了解，才決定是否應該移民。

至於在台灣，由於幾個工業化的大城市如台北、高雄、台南及台中等地區的過敏疾病發生率都有逐年增加的趨勢，事實上，已經到達相去不遠的程度；目前，過敏疾病的發生率較低的地區可能是東部地區。所以對居住在台灣地區的小朋友其實並沒有太多選擇的餘地，反而應該針對我們居住的環境來加以改善才是。

換句話說，過敏體質基本上不會有太大的改變，移民只能讓小朋友暫時不接觸到過敏原，而減少過敏症狀；一旦又接觸到其他可能的過敏原，就有可能發展出其他過敏疾病的機會，不應該加以輕忽。

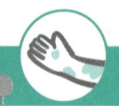

生活保養

Q 異位性皮膚炎平時該怎麼保養呢？

對異位性皮膚炎的小朋友來說，最困擾的就是那種癢感，小朋友會因為極度的癢感而導致晚上睡眠品質非常差，而且會因為嚴重的抓癢而導致身上出現大大小小的傷口。

異位性小朋友需要特別注意事項

止癢、避免抓傷
減少因為極度癢感抓傷皮膚而導致感染和更嚴重的皮膚症狀，可以在睡前服用可以止癢的抗組織胺、輕微鎮靜劑和褪黑激素等來幫忙進入熟睡期，減少搔抓的傷害。如果是年紀較小的小朋友，也可以考慮在睡覺時帶手套，降低抓傷的力道。

保持皮膚水分
由於異位性小朋友的皮膚會較容易流失水分，所以注意皮膚的保濕是非常重要的保養。台灣的氣候比較潮濕容易流汗，所以夏天使用的保濕劑最好清爽一點，而冬天則使用比較油性的乳霜類會較有幫助。

Q 天氣較乾燥時，該如何注意寶寶皮膚的保養，才不會造成不適？

為什麼異位性皮膚炎的症狀在入冬後反而會變得較嚴重？通常患有異位性皮膚炎的小朋友，其皮膚會較一般小朋友來得乾燥；此種乾燥的皮膚經常在冬天時會變得更為嚴重，會產生更厲害的癢疹。（請參照 Ch4「異位性皮膚炎應該如何治療及保養？」）

Q 泳池中消毒使用的氯氣，對小朋友是否會有影響？

我們在強調要改變過敏體質時，常常會建議小朋友應該去學游泳。主要是因為這些過敏的小朋友，不論是氣喘或是過敏性鼻炎的症狀，都會對溫度和濕度的變化較敏感而加重症狀，因此，長期游泳可以讓這些小朋友對溫度和濕度更加適應，可以改善症狀。

但是，游泳池的消毒主要是使用氯，這些消毒所使用的氯氣是否會引起更嚴重的過敏症狀，是父母很關心的問題。基本上，會對人體呼吸道造成影響的是消毒後所揮發出來的氯氣；所以在消毒後1～2天氯氣濃度較高時，也許可以稍微先不要去游泳池，至於溶在水中的氯則較不會造成人體呼吸道刺激的影響。

當然，也有些游泳池使用臭氧來進行消毒，對人體的影響會較少；但是因為成本較高，所以使用臭氧來消毒的游泳池也較少，需要特別詢問。

Q 益生菌或深海魚油對降過敏的發炎有幫助？應該如何補充較好？

許多爸媽對如何補充健康食品，可以降低過敏疾病的症狀和發生相當關心。當然之前有許多報告提到，益生菌對過敏疾病的症狀改善有幫助，但是大多數有意義的研究主要是應用在異位性皮膚炎上，報告指出，益生菌的確可以改善異位性皮膚炎的症狀。

但是，在過敏性鼻炎和氣喘的臨床試驗則指出，益生菌對這

兩個疾病的改善效果大約是一半。深海魚油反而是目前健康食品中最具有改善過敏性發炎反應的一種補充品。那究竟深海魚油每天要攝食多少量才會達到降低發炎的效果呢？

目前市面上許多深海魚油大多是每顆 1000mg (1g)，其中大約含有 300mg 的 DHA 和 EPA，在降低過敏反應上大約是成人每天 1～2 顆。如果體重 40 公斤以上的小朋友其建議劑量與成人相同，其餘依照其體重加以換算。

但是，每顆 1000mg 的深海魚油膠囊對有些年紀較小的小朋友可能不容易服用，坊間也有廠商出產嚼錠的深海魚油，也可以依照其建議補充劑量來服用。

Q 在季節轉換時，早上起床時容易打噴嚏及流鼻水，應該怎麼辦？

每年在春天及秋天季節交替之際，患有過敏性鼻炎小朋友的症狀便是打噴嚏及流鼻水不停，同時也可能合併每天出現嚴重的鼻塞，使小朋友連睡覺都會變得很辛苦。

此外，若流鼻水的症狀持續較久，也容易導致鼻竇炎，導致鼻蓄膿和鼻涕倒流，而使小朋友出現咳嗽症狀，為家長及小朋友帶來相當多的困擾。因此，最好事先加以防範，如衣服的添加和避免冷空氣的吸入。

由於最近幾年藥物如抗組織胺和鼻噴劑的進步，不但其作用時間更長，而且副作用也較少，可以考慮使用簡單的藥物如長效型的抗組織胺，一天使用 1 次或是 2 次即可，讓小朋友的症狀得到緩解。

Q 季節變換時，環境應該如何注意，以減少過敏疾病的發作？

每年季節更換之際，都是過敏疾病特別容易發作的時間，主要是因為過敏的小朋友對溫度及濕度的變化相當敏感。在季節轉換之際，通常會出現溫差較大，而導致過敏症狀發生的情形，所以有些地方應該特別注意。

☑ 季節變換時，通常也是床單、被單和衣服由櫥櫃拿出來替換的時候，經過一個冬天或是夏天後，可能會藏污納垢而使得

過敏原的含量增加;如果在拿出來使用前未經過清潔處理,反而會導致家中過敏原的量一下子升高,而誘發過敏症狀。

☑ 換季時將衣服或是被單拿出來後,建議最好先用熱水燙過,再拿去清洗。由於塵蟎怕熱,通常 52°C 以上的溫度便能夠將塵蟎殺死,所以利用熱水燙過或是將這些洗好的衣服、床被單和地毯拿出去曬太陽,都能減少過敏原。

☑ 氣候變冷時,最重要的是注意適度添加衣服,不要讓小朋友受涼。最麻煩的是在季節交替、忽冷忽熱時,穿得過多又容易導致流汗,建議家長要特別注意,或是採取洋蔥式穿法隨時增加或減少衣物。

Q 過敏性鼻炎平時該怎麼保養呢?

過敏性鼻炎對許多小朋友甚至成人都是相當困擾的一件事,尤其是每年季節交替時小朋友就會出現清晨起床就開始打噴嚏、流鼻水,有時還會合併眼睛過敏的症狀。除了使用藥物外,還有什麼方法能夠保養和改善鼻子及眼睛過敏的症狀呢?

過敏的小朋友出現症狀，除了是因為吸入空氣中的過敏原外，還有可能是對溫度和濕度的變化特別敏感。因此，維持生活環境的溫度和濕度適當，及避免鼻子和眼睛突然接觸到忽然改變的溫濕度都是很重要的。做法是：

☑ 小朋友如果能夠長期固定去游泳，也可以改善對溫度和濕度突然改變引起的過敏症狀。

☑ 萬一因為學業或是其他原因無法去學游泳，建議也可以每天在洗澡前放一臉盆的水，讓口眼鼻浸入水中大約 10 分鐘，當然需要憋氣，憋不住時就上來換氣一下。這樣持續下來，也可以讓鼻腔黏膜適應溫度和濕度的變化，比較不會產生過敏的症狀。

Q 過敏患童是否感冒即需就醫吃藥，才不會惡化？

氣喘的過敏患童常常在感冒時特別容易出現氣喘發作的情形，所以不論是感冒或是氣喘都需要特別加以治療，否則感冒症狀發作，也會連帶引起氣喘發作。

當然，爸媽可能會反過來問，那感冒時氣喘藥要不要繼續服用？由於呼吸道感染很容易誘發氣喘的發作，所以在這段期間平常用來保養氣喘的藥物，最好還是持續使用，以避免氣喘的發作或是症狀過度嚴重。

Q 小朋友被蚊蟲叮咬後容易紅腫，且會持續一段時間，要如何處理？

由於蚊蟲叮咬時會使一些酸性物質，例如：蟻酸和多種蛋白質的物質會進入人體皮膚內，所以會引起明顯的免疫反應導致局部的紅腫，甚至有時會造成蕁麻疹。要避免這些情形，建議有這種體質的小朋友一旦被蚊蟲叮咬後，就應馬上塗抹外用的類固醇藥膏，但是如果出現蕁麻疹時，則需要服用抗組織胺或是類固醇來加以控制。

Q 急性蕁麻疹和慢性蕁麻疹有何不同？

前面提到被蚊蟲叮咬會引起蕁麻疹，而因為有殼海鮮或是水果過敏時也會引起蕁麻疹，這些情形所引起的蕁麻疹，通常在使用抗組織胺或是合併類固醇使用後都可以控制下來。

但有些人則是會突然就出現蕁麻疹，且症狀會一直持續和反覆，也就是蕁麻疹出現後會消失，但是會又再發生；如果這些症狀持續超過六個星期以上，就會成為慢性蕁麻疹。

慢性蕁麻疹與急性蕁麻疹最大的不同是：找不到特定的過敏原，如食物過敏原或是感染等因素，反而是會因為溫度的變化、流汗、壓力或是女生的生理期來時而導致症狀的出現和加重。

目前的研究顯示，慢性蕁麻疹的機轉與急性蕁麻疹的過敏不同，反而較接近自體免疫反應的機轉，所以幾乎大多數慢性蕁麻疹的患者都找不到特定的過敏原。如果要控制此種慢性蕁麻疹，可能還是需要長期服藥，同時也需要減少上述提到生活中可能誘發的各種因素，才能逐漸改善。

Q 坊間的「慢性過敏原測試」，對過敏疾病的診斷和治療是否有幫助？

門診常常會有家長帶著所謂「慢性過敏原測試」的檢查報告來詢問這些結果所代表的意義。由於慢性過敏原測試的結果都會發現，測試者對非常多不同種類的食物出現慢性過敏，所以讓家長覺得很疑惑：是否這些食物都不能再食用？如果有如此多的食物無法食用會不會影響小朋友的生長發育？

這些過敏原測試又分成：急性過敏原（IgE）和慢性過敏原（IgG），在一般過敏門診所進行的測試通常都是指急性過敏原。那為什麼過敏門診不測試所謂的「慢性過敏原」，因為 IgG 在一般的免疫反應中就會產生，即使一般正常人如果接觸到這些特定的過敏原，也會因為途徑和劑量的不同而產生不同濃度的 IgG 抗體。因此，這些被當作慢性過敏原抗體的 IgG 基本上無法用在臨床上當作食物過敏的指標。

正因如此，慢性過敏原的測試結果都會發現，小孩同時對非常多的食物產生 IgG 的反應，也使得父母不知道要讓小孩如何「吃」較好，所以這種慢性過敏原檢查，在其所代表的真正意義不清楚前，建議不必特別去進行檢驗。

Q 中藥對過敏疾病治療的效果究竟如何？

有相當多的家長對中藥應用在過敏疾病的治療效果一直相當關心，主要是因為中華民族根深蒂固的想法，認為中藥可以改善體質，而且較不會引起副作用。

其實不只是在本地，其他如美日等國最近幾年也有不少人對中藥有著相當濃厚的興趣；尤其是中醫強調的「醫食同源」，有不少食品公司也開始將中藥的成分放入一些健康食品內，但是這些食品是否真的具有療效，則應該需要更進一步的研究加以證明。

有一些中藥如靈芝及冬蟲夏草均被提及對過敏疾病有改善的效果，而台大小兒科也曾利用中藥來進行研究，結果並未得到一個非常確定的結論。無論如何，個人還是希望我們能夠以較科學的方法來進行中藥應用在各種疾病的治療；如果對祖先留下來的中藥能夠更進一步加以探討其治療疾病的機轉，相信能夠讓中藥的應用更為廣泛。

但是在此要強調一點,中藥通常強調較長久的效益,所以對那些已經出現症狀的小朋友可能幫助較小;在已發病的小朋友,最好不要停掉西藥,中藥與西藥則間隔兩個小時服用,不致會造成任何問題。

筆記

國家圖書館出版品預行編目 (CIP) 資料

過敏權威台大 江伯倫醫師：兒童過敏輕鬆聊 / 江伯倫著.
-- 初版 . -- 臺北市：新手父母出版，城邦文化事業股份
有限公司出版：英屬蓋曼群島商家庭傳媒股份有限公司
城邦分公司發行 , 2025.08
　面；　公分
ISBN 978-626-7534-23-6(平裝)
1.CST: 小兒科 2.CST: 過敏性疾病 3.CST: 問題集
　417.57　　　　　　　　　　　　　　　　114006885

過敏權威台大 江伯倫醫師
兒童過敏輕鬆聊
終結異位性皮膚炎、過敏性鼻炎、氣喘、過敏性結膜炎 100 問

作　　者 / 江伯倫
選　　書 / 林小鈴
主　　編 / 陳雯琪
行銷經理 / 王維君
業務經理 / 羅越華
總 編 輯 / 林小鈴
發 行 人 / 何飛鵬
出　　版 / 新手父母出版

　　　　　城邦文化事業股份有限公司
　　　　　台北市南港區昆陽街 16 號 4 樓
　　　　　電話：(02) 2500-7008　傳真：(02) 2502-7676
　　　　　E-mail：bwp.service@cite.com.tw

發　　行 / 英屬蓋曼群島商家庭傳媒股份有限公司城邦分公司
　　　　　台北市南港區昆陽街 16 號 8 樓
　　　　　讀者服務專線：02-2500-7718；02-2500-7719
　　　　　24 小時傳真服務：02-2500-1900；02-2500-1991
　　　　　讀者服務信箱 E-mail：service@readingclub.com.tw
　　　　　劃撥帳號：19863813
　　　　　戶名：書虫股份有限公司

香港發行所 / 城邦（香港）出版集團有限公司
　　　　　香港九龍土瓜灣土瓜灣道 86 號順聯工業大廈 6 樓 A 室
　　　　　電話：(852) 2508-6231　傳真：(852) 2578-9337
　　　　　E-mail：hkcite@biznetvigator.com

馬新發行所 / 城邦（馬新）出版集團 Cite (M) Sdn Bhd
　　　　　41, Jalan Radin Anum, Bandar Baru Sri Petaling,57000 Kuala Lumpur, Malaysia.
　　　　　電話：(603)90563833　傳真：(603)90576622
　　　　　E-mail：services@cite.my

封面設計 / 徐思文
版面設計、內頁排版 / 徐思文
製版印刷 / 卡樂彩色製版印刷有限公司
2025 年 08 月 26 日初版 1 刷
Printed in Taiwan 定價 420 元

ISBN：978-626-7534-23-6 (紙本)
ISBN：978-626-7534-22-9 (EPUB)
有著作權‧翻印必究（缺頁或破損請寄回更換）